AF469646

DE

L'AFFECTION TYPHOÏDE DU CHEVAL

DE

L'AFFECTION TYPHOÏDE DU CHEVAL

PAR

M. Just CAUVET

MÉDECIN-VÉTÉRINAIRE A NARBONNE (DÉPARTEMENT DE L'AUDE)

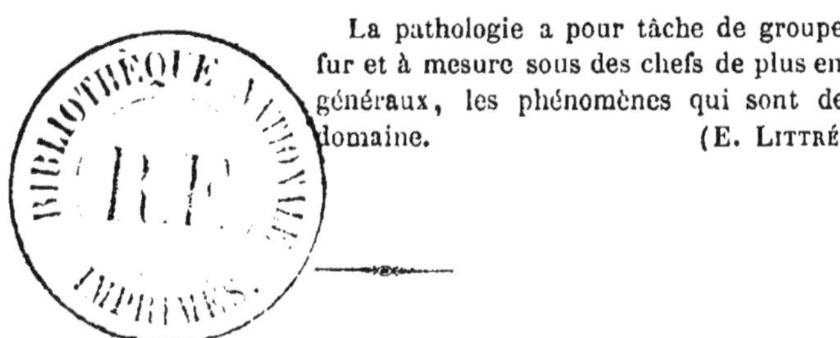

La pathologie a pour tâche de grouper au fur et à mesure sous des chefs de plus en plus généraux, les phénomènes qui sont de son domaine. (E. LITTRÉ.)

Ce mémoire a obtenu une médaille d'or de 400 francs

au concours de la *Société centrale vétérinaire* en 1873

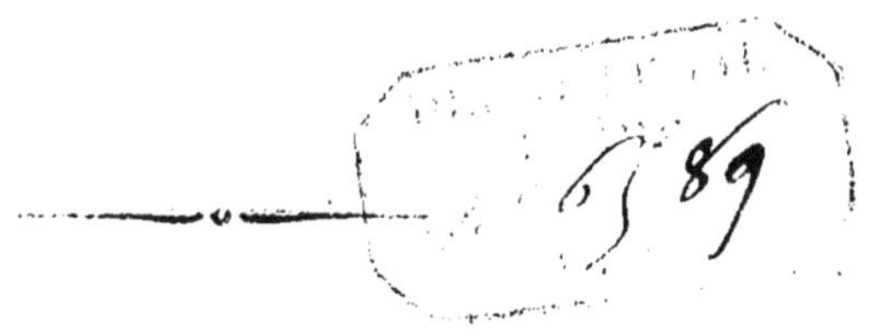

PARIS

TYPOGRAPHIE DE Vᵉˢ RENOU, MAULDE, ET COCK

144, RUE DE RIVOLI, 144

1874

DE

L'AFFECTION TYPHOÏDE DU CHEVAL.

Dans ces derniers temps, les vétérinaires ont donné le nom de fièvre typhoïde à une affection particulière aux monodactyles, et caractérisée ordinairement par un pouls fébrile et faible, la coloration rouge jaunâtre de la conjonctive et des autres muqueuses apparentes, une profonde adynamie musculaire, des troubles fonctionnels variables et liés à des localisations morbides qui se produisent sur divers points de l'organisme.

Cette maladie a été observée par nos devanciers et décrite sous d'autres noms. Mais dans aucun temps son étude n'avait été poursuivie avec autant d'activité et par un aussi grand nombre d'observateurs. Tous ont cherché la vérité, tous ont voulu concentrer la lumière sur des points dont quelques-uns sont encore demeurés obscurs.

Quel que soit le mérite des travaux qui ont été publiés sur ce sujet, je ne dois en apprécier ici ni la tendance ni la signification. Ce sera l'œuvre des maîtres de la science. Je vais m'isoler avec mes souvenirs, dire ce que j'ai vu, ce que je pense, et m'efforcer de pénétrer la nature de cette maladie et les conditions de sa genèse.

Sans doute il y aura entre mon observation et les faits qui ont été vus par ceux qui m'ont précédé dans la voie que je parcours des similitudes nombreuses; il y aura peut-être aussi de forts antagonismes. Je ne recherche ni similitudes ni antagonismes. Un travail comme celui-ci me paraît devoir être avant tout une œuvre personnelle. Puis viendra le moment où, dans l'ordre de succession et d'aptitudes, d'autres rassembleront les éléments épars dans les annales, les soumettront au contrôle d'un jugement éclairé, et pourront édifier une théorie avec plus de certitude.

Cette maladie peut exister sous forme sporadique; elle peut être à l'état enzootique, exercer des ravages dans certaines agglomérations de chevaux, les postes, les corps de cavalerie; elle peut frapper d'une manière plus générale dans toute l'étendue d'un pays, et présenter les caractères des épizooties.

Dans le premier cas, ses attaques plus isolées sont ordinairement moins meurtrières. Dans les deux derniers, la maladie est plus redoutable par l'intensité de ses symptômes, leur succession plus rapide et la difficulté plus grande de la guérison.

Lorsque l'affection typhoïde existe à l'état d'enzootie ou d'épizootie, ses manifestations se suivent, en général, dans l'identité de leurs formes; et si l'une d'elles s'est déjà montrée dans une agglomération de chevaux, les signes généraux qui caractérisent le début, et qui seraient insuffisants à cause des caractères vagues qui attestent l'invasion (parce qu'ils appartiennent à un *état* et non à une *forme*), peuvent faire pressentir cependant, par les conséquences antérieurement observées, les localisations qui menacent de se produire.

L'affection typhoïde ne se présente pas sous une forme fixe et invariable; et si on jugeait uniquement d'après les manifestations symptomatiques les plus apparentes, on devrait établir plusieurs maladies distinctes.

Mais l'étude attentive de ces différentes manifestations permet d'en saisir la ressemblance, de les rapprocher, de les renfermer dans un seul cadre, et de constituer l'unité au milieu de ce désordre apparent.

Dans ce type fortement expressif, qui fait le fond de la maladie, qui la caractérise essentiellement, apparaissent des symptômes qui semblent appartenir plus particulièrement à trois états distincts, et au milieu desquels parfois se mêlent, ou auxquels succèdent des phénomènes qu'il est possible de rattacher au type prédominant, et qui se lient essentiellement à lui. Tous ces états n'arrivent pas toujours à leur expression complète et isolée. Les manifestations sont parfois insuffisantes, d'autres fois mêlées et confondues entre elles, ou même avec des affections d'autre nature. Dans ces situations complexes, les signes sont obscurcis, et il devient parfois difficile de saisir quel est le type prédominant.

Pour l'exposition de ces états morbides, il convient de mettre en relief les signes essentiels qui constituent le fond de la maladie, et d'isoler le plus possible les manifestations distinctes qui peuvent être réunies dans leurs rapports symptomatiques, de les rapprocher, de les réunir pour continuer les *formes* spéciales, suivant l'organe qui semble plus particulièrement affecté, afin de mieux étudier la maladie sous ses différentes faces, d'en approfondir et d'en pénétrer plus aisément la nature, et de considérer comme des *épiphénomènes* certains troubles, d'un ordre en apparence secondaire, qui viennent se rattacher aux troubles essentiels.

Quelles que soient la nature et la puissance des causes qui produisent l'affection typhoïde du cheval, quelles que soient les conséquences rapides ou éloignées auxquelles ces causes donnent lieu, que les manifestations de la maladie soient éparses ou multiples, il n'est pas toujours possible de saisir les traces du travail morbide intérieur et souvent occulte qui constitue cette période qu'on a appelée *incubation.*

Il faut chercher les premières manifestations morbides lorsqu'elles sont saisissables, et non lorsqu'il faudrait les supposer. Dès que la maladie devient appréciable, on la voit caractérisée par une tristesse fort apparente, un poil terne et souvent hérissé, les reins raides et insensibles, la tête pesante, les paupières tuméfiées, les oreilles et la lèvre inférieure pendantes; la démarche lente, incertaine, chancelante; le travail difficile, suivi promptement de sueurs et des signes qui indiquent une fatigue profonde; l'appétit est diminué, souvent il y a refus de l'avoine, tandis que l'appétence pour les autres aliments est en partie conservée. La bouche est sèche ; la langue, ordinairement molle et flasque est fuligineuse, un peu tuméfiée, rouge à ses bords; la bouche contient une salive épaisse et pâteuse. La pression de l'abdomen révèle parfois une douleur obscure et profonde. Les excréments, rares et durs, ont une teinte brune. Les urines, également rares, ont une teinte foncée et huileuse; et, quoique leur émission se fasse sans douleur apparente, les malades restent campés quelques instants, comme si cette évacuation était difficile. Le pouls est ordinairement fréquent, petit, faible; ce n'est que par exception qu'on le trouve plein, et encore cette force n'est que passagère et momentanée; elle n'existe qu'au début de certaines formes de la maladie ou durant certains paroxysmes. Les muqueuses apparentes présentent toujours une teinte jaunâtre, et la conjonctive semble infiltrée. Cette teinte jaune n'est pas exclusive ni très-profonde, elle est mélangée d'une teinte rouge uniforme qui la modifie et la différencie assez aisément de l'ictère simple.

Telle est la maladie dans son expression générale, et cependant encore simple.

Aucune localisation dominante n'est encore venue donner un caractère particulier à ces signes généraux. Des causes morbides peu puissantes, les forces naturelles de l'organisme, les ressources de la thérapeutique, font qu'elle reste quelquefois dans ces limites, et n'acquiert pas de caractères inquiétants

Mais on ne peut pas espérer toujours un pareil résultat. Si la maladie s'aggrave, les extrémités se refroidissent et s'infiltrent, les forces diminuent rapidement, la faiblesse devient extrême, la démarche est plus chancelante, les pieds traînent presque sur le sol, la conjonctive prend une teinte d'un rouge livide et se couvre de pétéchies foncées. Les pulsations de l'artère deviennent plus précipitées et difficilement appréciables à cause de leur faiblesse; le sang transsude par les conjonctives, les paupières sont fermées, les urines prennent une teinte noirâtre.

Arrivés à ce point, les malades meurent dans l'adynamie, ou, avant ce terme, quelque localisation est déjà devenue dominante, et les symptômes ont pris une signification particulière en rapport avec l'organe plus particulièrement affecté.

Les troubles symptomatiques qui s'observent alors paraissent indiquer que ces localisations se produisent sur le poumon, sur le tube digestif ou sur l'encéphale, tandis que l'étude microscopique ne permet que difficilement l'admission de ces localisations exclusives, et indique au contraire une sorte de diffusion morbide répandue dans tout l'organisme.

Pneumonie typhoïde. — Les signes particuliers qui permettent de reconnaître l'existence de la pneumonie typhoïde apparaissent ordinairement lorsque les troubles généraux ont déjà révélé un état morbide préexistant.

Les malades sont dans un état d'affaissement manifeste, la démarche est incertaine, l'œil larmoyant, les paupières tuméfiées ; la conjonctive présente cette infiltration et cette teinte rouge jaunâtre des affections typhoïdes. Dans quelques circonstances très-rares et qui paraissent liées à une gêne de la circulation veineuse, la conjonctive offre une teinte violacée.

Le pouls est petit, faible, fréquent, ne se développe jamais après l'usage de la saignée.

Quelle que soit la période de la maladie, l'artère n'est jamais pleine, tendue, comme dans la pneumonie ; ou si on observe de la force dans les pulsations, ce n'est que d'une manière fugitive et seulement vers la période d'invasion ; mais ce peu de force s'efface vite et l'adynamie lui succède rapidement.

Quelquefois cependant la pneumonie typhoïde débute par des tremblements, le froid des extrémités, et sans être précédée des signes généraux qui annoncent ordinairement. Le froid est peu marqué, les frissons se trouvent localisés sur les masses musculaires du poitrail et de la rotule, et n'ont qu'une durée fort courte.

Les mouvements du flanc, toujours rapides, sont presque égaux dans l'inspiration et dans l'expiration. Le mouvement ascendant n'est pas difficile, hésitant, comme dans la pleurite, où l'air ne semble entrer qu'avec peine et en faisant naître la douleur ; l'expiration n'est pas difficile comme dans la pneumonie.

Il y a même quelquefois, et dans les premiers temps de la maladie, un signe quelque peu étrange : avec cette précipitation des mouvements respiratoires, l'auscultation ne révèle parfois aucune lésion saisissable dans la poitrine. Peut-être la maladie s'est-elle localisée vers les lobes antérieurs ou dans d'autres points éloignés et inaccessibles à ce mode d'exploration. D'un autre côté, ceux qui ont observé les maladies septiques, lorsqu'elles ont atteint une haute gravité, savent qu'une respiration très-rapide n'accuse pas toujours l'existence d'une lésion essentielle du poumon. Ce fait se rattacherait ainsi à cette théorie générale d'après laquelle les localisations, dans la fièvre typhoïde, seraient une seconde phase de la maladie.

Les épanchements sanguins se produisent le plus souvent vers les lobes antérieurs ou à la partie la plus déclive des poumons. Quel que soit le point où cet épanchement a lieu, il s'effectue toujours d'une manière rapide et n'a pas cette progression qui existe dans les états franchement inflammatoires.

A l'auscultation, on entend un bruit dominant, c'est le bruit tubaire. Dès qu'il devient appréciable, il se fait entendre d'abord dans le mouvement ascendant, comme dans la péripneumonie épizootique du bœuf. Pendant le mouvement descendant, on entend encore le bruit vésiculaire affaibli, d'autres fois plus fort, mais toujours avec un caractère particulier d'humidité. Plus tard, si la maladie s'aggrave, ou si elle présente dès le principe les caractères d'une haute gravité, le bruit tubaire apparaît plus ou moins sonore dans le mouvement descendant.

Vers la période où la maladie décline, le bruit tubaire, qui existe encore pendant l'inspiration, s'affaiblit et s'efface d'abord dans l'expiration, et un râle sous-crépitant, humide, faible, pour ainsi dire de transition, lui succède.

Pendant que la résolution se produit, ce râle sous-crépitant, qui me semble quelque peu particulier à la pneumonie typhoïde, se trouve mêlé au bruit vésiculaire normal qui vient prendre sa place, tandis que le bruit tubaire existe encore fort et sonore dans le mouvement ascendant. Les modifications heureuses que l'auscultation indique sont donc révélées par la disparition du bruit tubaire dans l'expiration, l'affaiblissement et la modification du râle sous-crépitant humide qui lui succède à peine, et l'apparition du bruit vésiculaire. Ce ne sera que plus tard, lorsque les signes de la guérison s'affirmeront d'une manière plus certaine, que ces modifications successives paraîtront dans l'inspiration.

L'existence du râle crépitant qui caractérise certaines périodes de la pneumonie inflammatoire est un fait exceptionnel dans la pneumonie typhoïde, et me semble caractériser un état mixte comme on en observe lorsque la maladie débute primitivement par une forme vaguement inflammatoire et prend ensuite la forme adynamique.

Mais il importe d'observer que l'auscultation, malgré l'étude dont elle a été l'objet et les perfectionnements qu'elle a reçus, ne suffit pas toujours à dévoiler toute la gravité de la situation ; la maladie touche parfois au dernier terme, tandis que l'auscultation n'indique que des lésions encore peu étendues.

La toux est rare, inconstante, peu sonore, s'effectue sans douleur apparente. Le larynx n'a pas la sensibilité qu'il présente dans les maladies franchement inflammatoires de la poitrine.

La percussion du thorax est peu douloureuse ; la matité obscure, peu apparente. La pituitaire n'est pas rouge, enflammée ; elle a cette couleur jaune rougeâtre que présente la conjonctive, qui est particulière aux maladies adynamiques, et que l'on trouve toujours saisissable et caractéristique dans toute cette série d'affections.

Si la maladie marche vers une terminaison funeste, la conjonctive prend une teinte plus foncée et se couvre fréquemment de pétéchies. Les mouvements du flanc se précipitent, les extrémités deviennent froides ; une traînée étroite d'un sang fluide, séreux, se montre sur la pituitaire, vers la commissure interne des naseaux. Plus tard, ce sang devient plus abondant, noirâtre, comme mêlé de détritus organiques ; l'air expiré prend l'odeur de la gangrène. Cette odeur de gangrène peut exister avec une lenteur relative de la respiration, et lorsque la coordination des symptômes ne peut pas encore faire pressentir la décomposition putride du poumon ; elle peut même avoir été manifeste plusieurs jours avant la mort, disparaître, devenir tout à fait inappréciable, jeter ainsi le doute dans l'esprit du praticien, et lui faire croire que son appréciation a été trop rapide et fautive.

Pendant que la maladie parcourt ses périodes, quelques sujets, dominés par une adynamie extrême, demeurent couchés. Ce décubitus dans la pneumonie est assez caractéristique, mais il n'est pas constant.

L'infiltration sanguine du poumon, quoique étendue, n'est pas une condition qui place toujours et nécessairement la pneumonie typhoïde au-dessus des ressources de l'art. Lorsque la guérison doit se produire, la respiration devient plus calme, se régularise, l'abattement s'efface et se trouve remplacé par les signes d'une énergie nouvelle ; la conjonctive perd peu à peu cette couleur rouge jaunâtre, se décolore, incline vers la pâleur ; le pouls devient graduellement plus fort et se ralentit. Quelquefois la toux ne se montre que vers cette période de décroissement et semble même devenir plus facile à mesure que la santé s'affermit.

Pronostic de la pneumonie typhoïde. — Cette forme de la maladie prend sa gravité essentielle dans la tendance aux stases adynamiques, qui appartient d'une manière si marquée à cette classe d'affections, et peut-être dans la nature même de l'organe où ces stases se sont produites. La structure spongieuse du poumon, sa grande vascularité, l'œuvre de régénération sanguine, dont cet organe est chargé, concourent à expliquer la gravité de ces sortes de cas. On peut dire, d'une manière générale, que les manifestations de la maladie sous cette forme sont ordinairement dangereuses. Il n'est pas nécessaire que la stase sanguine soit très-étendue, pour affirmer la gravité du cas ; car cette gravité se mesure encore moins peut-être à la profondeur de la lésion qu'à la nature même de la maladie. La précipitation des mouvements respiratoires n'est pas toujours en rapport avec les dangers de la situation et peut présenter, sur des sujets différents, des inégalités que l'autopsie rend peu explicables.

Lésions cadavériques. — En comparant les lésions que la maladie a laissées dans les cas de pleuropneumonie inflammatoire et de pleuropneumonie typhoïde, on trouve des caractères distincts et qui permettent d'établir une différence anatomique entre ces deux affections.

Dans la pleuropneumonie franchement inflammatoire, les poumons, uniformément rouges, remplissent la poitrine et ne s'affaissent presque pas au contact de l'air. Le sang est répandu dans le viscère avec une sorte de régularité, les progrès de la désorganisation se suivent et se succèdent avec une sorte de progression ascendante.

Dans les premiers temps, les vésicules pulmonaires sont fortement hypérémiées, et remplies à leur intérieur de petits caillots sanguins concrets qui constituent les granulations de l'hépatisation rouge, et qui se continuent dans les ramifications les plus déliées des bronches. Les cloisons intervésiculaires sont tuméfiées et saillantes. Il est difficile de reconnaître si les parois de ces vésicules sont déchirées ou simplement distendues par l'épanchement intra-vésiculaire. Leur paroi externe est revêtue d'une exsudation de lymphe, épanchement extra-vésiculaire dont les caractères ne sont saisissables que dans les premières phases de la maladie, et qui prend bientôt toute l'apparence de l'épanchement sanguin.

Le sang paraît alors uniformément répandu entre les éléments anatomiques du poumon, les réunit, les cimente. Lorsque la maladie a progressé dans une certaine voie, on voit naître dans l'exsudation intra-vésiculaire des globules purulents, d'abord peu distincts, mais qui deviennent plus nombreux et plus apparents selon les progrès de la maladie. L'hépatisation grise, qui résulte de la condensation des épanchements inflammatoires et de la résorption de la matière colorante, n'existe pas dans la pneumonie typhoïde. Nous verrons si, dans les deux cas d'état inflammatoire et d'état typhoïde, la gangrène a des risques différentiels.

La plèvre est rouge, ses vaisseaux sont hypérémiés, et l'exsudation s'est condensée à sa surface sous forme de pseudomembranes molles, jaunâtres, et qui subiront des modifications ultérieures suivant les progrès de l'affection.

Dans la pneumonie typhoïde, le poumon ne remplit jamais la cage thoracique, et s'affaisse davantage au contact de l'air. La rougeur n'est pas uniformément répandue sur la surface du viscère. Quand on pratique des incisions dans le parenchyme, on ne trouve plus les parois des cellules pulmonaires turgescentes; elles semblent molles et affaissées. Le sang qu'elles contiennent semble avoir transsudé passivement, est peu concrété, et présente moins l'aspect de granulations saillantes que d'un caillot ramolli et diffluent. Les modifications ultérieures qu'éprouvent le sang et le plasma épanchés sont ici très-restreintes. Dans les recherches que j'ai pu faire, il ne m'a pas été donné de rencontrer une seule fois des globules purulents au sein de ces exsudations. Ici, point de prolifération, point de travail d'organisation; les liquides épanchés se résorbent ou les tissus se gangrènent.

Lorsque j'ai pu saisir l'évolution ou constater la présence de globules purulents dans le parenchyme du poumon, ces globules étaient toujours incomplets, comme si la puissance avait manqué à leur développement, et, dans ce cas, la maladie avait débuté primitivement avec les caractères de l'inflammation, pour se transformer pendant son cours, et prendre la nature des états adynamiques et typhoïdes.

Les lobes antérieurs et les parties déclives du poumon sont ordinairement gangrenés. Il semble que la désorganisation ait plus de facilité à s'établir à mesure que l'on s'éloigne du centre circulatoire. A côté de ces parties gangrenées, les tissus sont envahis par une sorte de stase passive. Les lobules nombreux ne sont pénétrés qu'incomplétement par le sang, ont conservé leur perméabilité, leur crépitation, leur souplesse. Il est facile, par le lavage, de les débarrasser presque complétement des liquides qui les pénètrent, et de leur rendre ainsi leur apparence et presque leur intégrité. On voit que les liquides épanchés n'ont pas cimenté les tissus, ne se sont pas concrétés. Vers la racine des poumons, dans le tiers supérieur des lobes, on trouve fréquemment des infiltrations œdémateuses diffuses, mais plus souvent circonscrites, qui donnent aux parties où elles siégent un aspect gélatineux. Cette infiltration est superposée à une petite distance des points que le sang pénètre au plus haut degré.

La plèvre est rouge et ses vaisseaux sont hypérémiés, mais sa surface ne porte jamais les traces d'une exsudation concrète. Le liquide, ordinairement peu abondant, qui s'est épanché, s'est rassemblé, sous forme de sérosité, dans la cage thoracique.

Ainsi, dans cette forme de l'affection typhoïde, les liquides épanchés ne subissent point les modifications ultérieures et nombreuses desquelles résultent des éléments nouveaux; ni globules purulents, ni induration dans le poumon, point d'indurations concrètes sur les plèvres. Deux voies seules pour les éléments épanchés dans le poumon : résorption ou gangrène. Quant au liquide de la plèvre, il ne paraît point posséder la faculté de se concréter, et s'épanche sous forme d'hydropisie.

A côté de ces lésions spéciales à cette forme de la maladie, nous trouvons des désordres répandus dans presque tous les organes essentiels, et assez caractérisés pour indiquer qu'il existe des différences entre l'état inflammatoire et l'état typhoïde.

Le cœur, tuméfié, ramolli, altéré dans sa couleur, présente des pétéchies à sa surface, des ecchymoses dans son tissu, contient un sang noir, diffluent, peu concrété; les gros vaisseaux prennent rapidement, à leur face interne, cette coloration rouge des maladies septiques. La séreuse abdominale porte des pétéchies nombreuses, plus ou moins larges, ou des transsudations sanguines plus étendues que les pétéchies elles-mêmes, mais qui sont de nature semblable. Le foie, tuméfié, ramolli, parfois diffluent, a perdu sa teinte brune, luisante, pour prendre une coloration terne, verdâtre. L'intestin est rouge sur des surfaces variables en étendue. Ces rougeurs ne pénètrent pas toujours profondément, et se font remarquer plus particulièrement vers le cœcum, où elles sont accompagnées ordinairement du ramollissement des membranes et souvent de la gangrène. La muqueuse intestinale est rouge dans quelques points limités de son étendue ; ses cryptes sont plus apparentes et semblent avoir leurs ouvertures plus dilatées.

La forme dite abdominale a quelques signes particuliers qui servent à la distinguer des autres états typhoïdes; comme dans les autres états similaires, les forces de l'organisme sont remplacées par la faiblesse et une adynamie croissante.

La tête est basse, pesante, appuyée au fond de la mangeoire ; les malades demeurent souvent couchés. La démarche est chancelante, incertaine ; les extrémités postérieures sont souvent engorgées ; les muscles de la queue ont perdu toute énergie.

Les reins sont raides ; le ventre est un peu douloureux, surtout vers l'hypochondre droit. La température est un peu élevée vers la période de début ; le pouls petit, faible, fébrile, parfois un peu large dans les premiers temps de la maladie. Mais cette force du pouls est toujours passagère et s'efface dans peu de temps. Les yeux sont tristes, les paupières baissées, un peu tuméfiées ; la conjonctive est légèrement jaunâtre, et se couvre de pétéchies foncées. La bouche est chaude, brûlante et contient une salive épaisse et visqueuse. La langue, tuméfiée, est fuligineuse au centre, rouge à ses bords. La soif se conserve, l'appétit s'éteint, les excréments deviennent rares, durs, parfois recouverts de mucosités sanguinolentes. Ce n'est qu'exceptionnellement que la diarrhée se montre dans le principe de la maladie. L'urine est jaunâtre et huileuse ; sa couleur se fonce à mesure que la maladie s'aggrave. Parfois un léger jetage verdâtre a lieu par les naseaux. La respiration devient un peu fréquente, mais sans désordres saisissables dans la poitrine. Il y a, parfois, des signes vagues et obscurs de coliques.

Lorsque la maladie ne doit pas avoir une terminaison funeste, ces symptômes s'atténuent et s'effacent graduellement ; la peau perd sa sécheresse, l'urine devient plus abondante, la coloration anormale de la conjonctive se dissipe, le pouls se régularise, la démarche devient plus assurée, l'appétit renaît, les forces reparaissent. Tandis que, lorsque la terminaison doit être fâcheuse, les signes de l'adynamie deviennent plus marqués, la prostration se prononce, le pouls se concentre, s'efface, les pulsations deviennent précipitées, inexplorables, la température du corps baisse, des pétéchies noirâtres se montrent aux conjonctives, d'où transsude un sang liquide et noirâtre. Les battements du cœur deviennent plus énergiques et comme tumultueux, le flanc s'agite, les malades se regardent le ventre, et accusent ainsi l'existence de douleurs abdominales; les urines se foncent, prennent la couleur de la suie. Les articulations du genou et du jarret font entendre, dans les mouvements de flexion, un bruit de craquement dû à la résorption de la synovie. Des matières liquides roussâtres, mêlées de stries sanguines, s'échappent fréquemment par l'anus; le ventre se resserre, les flancs se creusent, l'amaigrissement se produit d'une manière excessivement rapide. Parfois, cependant, la constipation persiste. Des sueurs froides apparaissent, le corps est couvert de mouches, et les malades s'éteignent avec les signes de la prostration la plus marquée, ou des symptômes d'ataxie viennent se joindre aux troubles qui existent déjà.

Pronostic de la forme abdominale. — Cette manifestation de l'état typhoïde cède ordinairement à un traitement méthodique, lorsqu'elle est sporadique et qu'elle se montre avec des caractères qui n'accusent pas une extrême gravité. Il arrive alors que, dans le commencement du deuxième septenaire, une légère transpiration se manifeste à la peau, la démarche devient plus assurée, les reins reprennent leur flexibilité, les signes de coliques vagues ont disparu, les urines deviennent claires et abondantes, les défécations se régularisent, l'appétit renaît, la coloration des muqueuses se modifie, les pétéchies s'effacent, etc.

Mais lorsque l'affection se présente avec les caractères qui accusent beaucoup de gravité, il est difficile d'en triompher. La prostration croissante des forces, des urines noirâtres, une diarrhée séreuse et putride, des pétéchies livides et étendues, la transsudation du sang par les conjonctives, une nuée de mouches qui couvrent le corps et auxquelles le malade est insensible, le pouls devenu inexplorable, le froid des extrémités, des sueurs partielles, sont des signes d'une mort prochaine et imminente.

Lésions cadavériques de la forme abdominale. — Il existe fréquemment sous la peau de larges ecchymoses, des épanchements lymphatiques jaunâtres ou noirs, peu épais, et qui ne doivent pas être confondus avec les stases hypostatiques que la pesanteur détermine sur les parties déclives du cadavre. La décomposition putride s'établit vite, et les muscles prennent bientôt une teinte d'un rouge grisâtre, comme dans les maladies septiques. Le sang, demeuré liquide dans les vaisseaux et dans le cœur, présente un aspect poisseux, irisé. Le cœur porte des pétéchies à sa surface, des ecchymoses dans son tissu. Le poumon est coloré en rouge, infiltré de sang à des degrés variables, et porte fréquemment les traces de la gangrène vers ses appendices. La surface extérieure de l'estomac présente des rougeurs diffuses, peu profondes. Ces rougeurs se continuent à l'extérieur de l'intestin grêle, par plaques diffuses, ne correspondant pas toujours exactement aux rougeurs qui existent sur la muqueuse. Elles se montrent surtout vers la pointe du cœcum, où elles pénètrent les tissus de l'extérieur à l'intérieur, et où elles coexistent parfois avec les caractères de la gangrène. Là où elles sont superficielles et dépourvues des caractères de la décomposition gangréneuse, ces rougeurs ont l'air d'accuser l'existence de l'inflammation; mais si on les examine de plus près, on constate que cette coloration est moins foncée que dans l'inflammation, qu'elle est répandue d'une manière plus uniforme et reflète une teinte un peu violacée; que souvent les capillaires ne sont pas engorgés par le sang, et qu'il est assez rare d'y trouver des globules extravasés. Cette coloration rouge des tissus semble due à l'hématine dissoute dans le sérum. Il serait assez difficile d'expliquer pourquoi ce phénomène ne se montre que sur des surfaces limitées, au lieu de se généraliser sur toutes les muqueuses. On pourrait peut-être dire que si les conditions essentielles pour la production de ce phénomène pathologique existent dans une altération de la masse entière du sang, il y a des conditions accessoires, également indispensables, et qui résident dans une certaine stagnation du liquide sanguin. Quant à ces colorations rouges qui sont le résultat de la décomposition putride, elles s'expliquent par la formation de l'ammoniaque ou d'autres produits qui dissolvent et fixent la matière colorante du sang. L'induction pourrait bien conduire à admettre que quelque chose de semblable se produit pendant la vie; mais les faits acquis à la science ne permettent pas de préciser une explication, et encore moins de lui attribuer les caractères de la certitude. En explorant l'intérieur des organes digestifs, on trouve des lésions nombreuses, mais vaguement caractéristiques, et dans tous les cas moins particulières à la forme abdominale qu'à l'état typhoïde considéré d'une manière générale. La muqueuse du pharynx est rouge violacé; ses cryptes sont tuméfiées. Dans le sac gauche de l'estomac de petites plaques épithéliales se sont parfois détachées et donnent lieu, par leur chute, à de légères érosions superficielles. La muqueuse du sac droit a une teinte uniformément rouge, violacée ou noirâtre, et porte fréquemment des ulcérations superficielles, à bords dentelés et tuméfiés, à fond lisse, grisâtre, qui résulte du ramollissement et de l'élimination de quelques points de la muqueuse. Ces rougeurs, diffuses ou circonscrites, se continuent à l'intérieur de l'intestin grêle. Les glandes de Brunner et de Peyer sont tuméfiées, ont leurs ouvertures un peu agrandies, saillantes et entourées d'un cercle rouge. J'ai cherché vainement ces *plaques gaufrées* plus tuméfiées et plus nombreuses à mesure que l'on s'approche de la fin de l'iléon, ces altérations particulières des follicules, ces ulcères, ces perforations, ces hémorrhagies qui sont les lésions caractéristiques que l'on rencontre sur les cadaves des hommes qui succombent aux atteintes de la fièvre typhoïde.

Le côlon et le cœcum portent également sur différents points de leur muqueuse des rougeurs qui semblent dues à des stases passives plutôt qu'à l'inflammation. Ils contiennent fréquemment des matières alimentaires desséchées et unies à la muqueuse par un mucus épais et consistant.

Le foie est tuméfié, très-ramolli, altéré dans sa couleur, gorgé de sang noir et poisseux. Le péritoine est couvert de sugillations nombreuses. Les ganglions mésentériques sont tuméfiés.

Forme nerveuse ou encéphalique, vertige typhoïde. — Parmi les manifestations différentes de l'état typhoïde, la plus expressive dans ses symptômes, et peut-être la plus dangereuse, a été désignée sous le nom de *vertige typhoïde*. Les praticiens ont pensé généralement que les troubles observés dans ces cas émanaient des désordres que subissaient les fonctions de l'encéphale. Cette forme, par les signes de stupeur qui l'accompagnent souvent, est celle qui se rapproche le plus du sens étymologique, et ses caractères essentiels permettent de la classer à part dans cet ordre de maladies qu'on étudie sous le nom collectif de *vertige*.

Ses premiers signes sont ordinairement vagues et obcurs au début, mais prennent bientôt une expression très-caractérisée. Lorsque la maladie existe à l'état d'enzootie ou d'épizootie, ces signes du début, malgré leur obscurité, sont suffisants pour faire connaître l'invasion du mal. La vigueur des sujets atteints paraît affaiblie, la démarche est devenue incertaine et chancelante, l'exercice appelle vite la sueur; l'énergie est fortement déprimée, l'appétence pour les aliments solides a diminué, les malades mangent avec lenteur, suspendent le repas à de courts intervalles, refusent l'avoine, tandis qu'ils appètent encore le barbotage. La conjonctive a une couleur légèrement jaunâtre. Ces signes, sans être spéciaux, sont cependant fort significatifs.

La démarche devient plus chancelante, les pieds traînent sur le sol, la tête basse et pesante se repose dans la mangeoire, le regard perd son expression. La muqueuse de l'œil s'infiltre, et la teinte jaune rougeâtre des affections typhoïdes se caractérise davantage. La muqueuse des lèvres présente la même coloration, mais la teinte jaune y semble prédominante. La bouche est sèche, la langue sédimenteuse. Le pouls devient petit, fréquent, concentré, d'autres fois d'une lenteur remarquable; ce n'est que rarement qu'on le trouve fort et dur. Les parties postérieures du corps sont froides. Parfois on observe des tremblements nerveux irréguliers et passagers aux muscles de la rotule, du poitrail, des épaules. La respiration a une certaine lenteur. Les reins sont devenus raides, les excréments rares et secs, les urines concentrées et huileuses.

Ces signes, qui caractérisent les premiers temps de la maladie, ne sont pas toujours saisissables, et parfois l'affection débute par l'apparition subite des symptômes qui semblent, dans les circonstances ordinaires, caractériser ce que plusieurs ont appelé la *seconde période*.

Lorsque la maladie a pris son expression définitive, quelques sujets demeurent immobiles et dans un état de profonde stupeur, tandis que d'autres présentent les signes du vertige le plus furieux. Ce vertige se manifeste par accès de plus en plus rapprochés et intenses, pendant lesquels le regard devient égaré, les mouvements sont désordonnés, le corps se couvre de sueur, les malades se cabrent, poussent contre le mur avec une énergie insurmontable, quelquefois cherchent à se mordre, etc.

Les accès alternent avec un coma profond, pendant lequel les mâchoires sont serrées convulsivement, les dents molaires font entendre un grincement particulier, les lèvres sont couvertes d'une salive écumeuse que le malade semble parfois chercher à reprendre par une sorte de succion automatique, dont on entend le bruit, mais qui demeure sans effet. La respiration, qui avait été très-accélérée pendant l'accès, devient lente, profonde et parfois sonore durant cette période de rémission. Les battements du cœur sont presque toujours tumultueux et retentissants.

Dans quelques cas où la maladie semble avoir moins de gravité, les accès sont éloignés les uns des autres, mais le plus souvent ils semblent se succéder sans interruption et acquérir une violence croissante. Dans ce dernier cas, la maladie a une terminaison presque toujours fatale.

Il arrive quelquefois qu'au moment où les symptômes ataxiques faiblissent ou s'effacent, la toux apparaît, le flanc se précipite, et l'auscultation fait reconnaître l'existence d'un épanchement sanguin dans le poumon. La gangrène est dans ce cas presque inévitable. La possibilité de cette complication commande une grande vigilance.

Pronostic du vertige typhoïde. — Sous cette forme, l'affection typhoïde est toujours fort redoutable,. et les animaux atteints succombent parfois en quelques heures. L'organisation du cerveau et les fonctions auxquelles il préside expliquent comment des désordres anatomiques peu marqués, des lésions peu saisissables, se traduisent par des symptômes d'une telle violence et sont si fréquemment suivis de mort. En général, on peut conserver d'autant plus d'espoir que le traitement a été appliqué plus tôt et que les signes sont moins intenses; mais il arrive fréquemment que la maladie paraît débuter par des signes d'une extrême violence et qui ne laissent que peu d'espérance. La saison, l'intensité de la cause paraissent avoir une influence marquée sur la gravité des cas. Cette gravité est plus considérable pendant l'époque des chaleurs, lorsque la maladie règne sous forme d'épizootie, lorsqu'elle attaque des sujets jeunes, qui sont dans un état d'embonpoint marqué ou qui ont été affaiblis de longue main par des travaux excessifs et une mauvaise alimentation.

On observe parfois des moments d'une rémission trompeuse, de courte durée, auxquels succèdent des exacerbations subites. Lorsque ces exacerbations se rapprochent, deviennent plus longues, plus violentes, le traitement demeure sans effet, tandis qu'on peut espérer la guérison lorsqu'elles s'affaiblissent et s'éloignent, que la stupeur diminue, que la vue et l'ouïe tendent vers leur rétablissement.

Lésions de la forme encéphalique. — Après cette maladie qui a été accusée souvent par des symptômes nerveux si intenses, on cherche avec un empressement inquiet des désordres accentués et caractéristiques dans l'encéphale; mais ces désordres y sont parfois peu marqués et sont loin de correspondre suffisamment aux troubles observés.

Le sang est accumulé vers les parties antérieures du corps, principalement vers la tête, dont les vaisseaux sont distendus et saillants. Cette accumulation semble même plus marquée lorsque la maladie a eu une marche rapide. Les parties postérieures sont manifestement moins pourvues de sang. La graisse est infiltrée, a une couleur jaunâtre et morbide. Les parotides sont inondées d'un sang noirâtre et liquide. Le pharynx est fortement coloré en rouge, et cette rougeur se propage dans la trachée, que l'on trouve ordinairement remplie d'une écume mousseuse et rougeâtre. La dure-mère présente une teinte légèrement jaunâtre. Les vaisseaux des membranes encéphaliques paraissent distendus, et ces membranes renferment une légère exsudation séreuse. La surface du cerveau est presque toujours plus rouge qu'à l'ordinaire, ses vaisseaux plus injectés, sa substance ramollie. D'autres fois, au contraire, le cerveau semble plus pâle, mais ce tissu est toujours dépourvu de fermeté.

Les ventricules renferment une sérosité plus abondante et plus foncée qu'à l'état normal. On trouve le plexus choroïde d'un aspect noirâtre et distendu par le sang. D'autres fois, l'injection qui le pénètre est moins marquée, et il présente une teinte jaunâtre. Les lésions de l'encéphale, assez souvent faciles à combattre, sont d'autres fois plus difficiles à saisir, et la sérosité de ses ventricules ne semble ni plus abondante ni plus colorée que dans toute autre maladie.

Le cœur renferme un sang noir et liquide; son tissu est rouge et pénétré par le sang. Dans d'autres cas, ce viscère est plus pâle, a perdu une partie de sa consistance, et participe à cette coloration morbide des muscles qui semblent avoir éprouvé un commencement de cuisson. La face interne des ventricules porte de larges pétéchies, principalement vers la partie supérieure. Ces taches sont moins marquées à l'extérieur de l'organe. Le péricarde est très-rouge et renferme un peu de sérosité sanguinolente. Les poumons, exempts quelquefois de lésions profondes, sont généralement infiltrés de sang, et il n'est pas rare de trouver les parties déclives de cet organe et les lobes antérieurs entièrement gangrenés.

L'estomac, ordinairement distendu par des aliments, est d'autres fois presque vide. Sa surface extérieure présente fréquemment une rougeur uniforme ou par plaques, qui se retrouve presque toujours très-marquée à la face interne du sac droit, dont la muqueuse est ramollie.

Le tube intestinal porte en plusieurs points des rougeurs étendues. Ses membranes sont ramollies le plus souvent là où ces rougeurs ont leur siége, et quelquefois même entièrement gangrenées. Cette dernière lésion se rencontre principalement vers la pointe du cœcum. Le gros intestin contient des matières desséchées, accumulées outre mesure, et qui distendent l'organe.

Le foie, tuméfié et très-ramolli, offre une teinte jaunâtre et se déchire avec facilité. Le parenchyme de la rate est distendu par du sang accumulé dans ses cellules. Les reins paraissent enflammés, leur tissu est ramolli.

La vessie est rouge; elle porte à l'extérieur et à sa face interne des taches noires, petites et nombreuses, paraît fortement enflammée vers le fond, et contient de l'urine noirâtre ou huileuse.

Telles sont les manifestations ordinaires de l'état typhoïde. Les distinctions que l'étude de ces cas a permis de tracer, pour caractériser les différentes formes de la maladie, existent en réalité, et le praticien peut en vérifier l'utilité comme la justesse; mais ces distinctions ne sont pas absolues, et, comme je l'ai déjà exposé, il arrive des cas où ces formes, dont on s'est efforcé de faire des types distincts, et qui caractérisent un état toujours identique au fond, se mêlent et se confondent par plus d'un côté, soit dans l'expression symptomatique, soit dans les désordres que la mort a laissés.

Lorsque la maladie règne dans une agglomération nombreuse, elle revêt plus particulièrement une de ces formes; mais, pendant que l'épizootie suit son cours, elle peut, tout en conservant son caractère essentiel et fondamental, présenter une autre forme qui diffère du type prédominant, des nuances particulières, des complications inattendues et suivies de tels symptômes ou de telles lésions cadavériques, que ces cas nouveaux semblent appartenir aux états charbonneux ou à cette autre maladie que les anciens ont connue sous le nom de *mal de tête de contagion.*

Parmi les épiphénomènes qui paraissent faire suite à cette affection ou qui coexistent avec elle, les plus importants à relater semblent être l'arthrite et la fourbure.

L'arthrite apparaît vers la période de déclin de la pneumonie typhoïde. En ce qui me concerne, je ne l'ai jamais observée comme symptôme concomitant ou comme suite des autres formes de l'affection. Elle se montre le plus souvent aux boulets antérieurs et aux genoux. Dans ce dernier cas, la gaîne suscarpienne participe presque toujours à la tuméfaction morbide. Peu de signes essentiels pourraient servir à différencier cette arthrite des maladies similaires qui apparaissent dans d'autres circonstances différant des affections typhoïdes. Les commémoratifs seuls peuvent établir quelque démarcation.

La fourbure se montre également pendant la durée de la pneumonie typhoïde ou vers la période de déclin. Dans ces cas elle est accompagnée des signes généraux qui caractérisent les états typhoides, et des signes particuliers qui indiquent les localisations thoraciques. Il ne m'a point paru que la fourbure, par son apparition, inprimât des caractères de bénignité saisissables aux localisations internes qui l'avaient précédée.

Lorsqu'elle apparaît isolée et sans trace de localisations internes, elle est accompagnée des signes généraux qui caractérisent les états typhoïdes, et ces signes peuvent être tellement intenses et tellement dénaturés par cette intensité même, qu'il m'est arrivé de me demander, auprès du malade et dès le principe du mal, si j'aurais à combattre un état typhoïde ou un état charbonneux. Dans tous les cas, de pareilles incertitudes ne peuvent pas avoir une longue durée.

Les signes de la fourbure typhoïde ne prennent une apparence caractéristique que par l'observation des symptômes généraux qui distinguent les états typhoïdes. Mais il n'est pas possible, au milieu des signes qui indiquent la localisation sur les sabots, d'isoler des symptômes qui soient distincts de ceux qui caractérisent la fourbure ordinaire.

Quant aux causes qui donnent lieu à cette localisation sur l'extrémité inférieure des membres, l'adynamie répandue dans tout l'organisme est manifestement la cause génésique la plus incontestable. J'ai vu souvent la fourbure suivre presque immédiatement l'usage de la saignée, et il m'a semblé que, dans ces cas, on pouvait dire que, par la saignée, on augmentait l'adynamie, et que le sang, comme un corps inerte, obéissait aux forces de la pesanteur.

Enfin, on observe encore pendant le cours de cette affection ou à ses phases de déclin, des infiltrations œdémateuses des membres ou des parties génitales, des éruptions cutanées, des jetages jaunâtres, des ophthalmies intenses, quelquefois même l'amaurose, lorsque l'affection typhoïde s'est montrée sous forme ataxique.

Ces complications n'ont pas toujours une action bien marquée sur la marche de l'affection essentielle. La plupart existent au déclin; mais ce n'est que difficilement qu'on pourrait voir en elles des crises naturelles, suivant le sens que les anciens attachaient à ce mot.

Dans l'ancienne doctrine on admettait que la plupart des fièvres essentielles se terminaient par un effort critique qui servait à débarrasser l'organisme du principe malfaisant qui l'opprimait. A ce point de vue, il y avait intérêt à étudier et à connaître le point sur lequel s'opérait ce mouvement et les caractères qui l'indiquaient. Plusieurs des vétérinaires qui nous ont précédés et quelques-uns de nos contemporains ont vu des améliorations manifestes se produire après des urines troubles et copieuses, une diarrhée légère, une douce transpiration, des œdèmes peu étendus, des éruptions cutanées, etc.

Il est certain que, lorsque les fonctions tendent à se régulariser, et que les forces de la vie reprennent leur empire, on voit assez souvent l'émission de l'urine devenir plus fréquente, une douce diaphorèse se manifester.

Mais lorsque la maladie est dans toute sa gravité, une émission très-fréquente d'urine, une transpiration abondante, etc., ne sont pas toujours des présages heureux.

Dans tous les cas, et quelle que soit la forme de la maladie ou sa période, les transsudations sanguines, qui ont lieu par les muqueuses apparentes ou par les émonctoires naturels, ne doivent jamais être considérées comme des efforts conservateurs de la nature, comme des crises salutaires qui jugeraient le mal; elles accusent, au contraire, une atonie extrême des solides et une dissolution souvent irrémédiable du liquide sanguin.

L'affection typhoïde laisse à sa suite une adynamie profonde, et les forces ne se rétablissent que lentement. Pendant le cours de la maladie, les plaies ont une fâcheuse tendance, et demandent l'usage des modificateurs les plus puissants.

Nature de la maladie. — Ceux qui ont exploré avant nous la voie que nous suivons ont considéré les différentes formes de la fièvre typhoïde comme les manifestations diverses d'un état morbide toujours semblable dans sa nature essentielle. Pour arriver à ce résultat définitif, ils ont rapproché, par un travail de synthèse, ces différentes manifestations, et ont cherché à constituer ainsi l'*unité*.

Ces divisions de la maladie, établies sur des *localisations* plus saillantes, au milieu d'autres désordres symptomatiques ou des lésions multiples que la maladie a laissées, ne seraient que des nuances d'une même affection. Plusieurs considérations viennent fortifier cette pensée. Il arrive souvent, en effet, que tous les appareils organiques sont frappés simultanément, ou d'une manière successive, et il est parfois difficile de reconnaître et de placer dans un organe le point de départ de la maladie ou son siége exclusif, tandis que l'on constate aisément une véritable diffusion morbide dans tout l'organisme. C'est surtout dans la forme nerveuse que cette unité de la maladie semble s'affirmer d'une manière plus évidente.

Nous trouverons des causes initiales qui, troublant certaines fonctions, portent atteinte à la composition du sang, et donnent ainsi lieu à cette série complexe de désordres morbides. C'est peut-être cette apparence de la maladie, cette diffusion de troubles dans tout l'organisme, qui a conduit les cliniciens à admettre une altération primitive et fondamentale du sang, quoique les procédés rigoureux de la science n'aient pas toujours pu établir avec certitude l'existence de cette altération.

Il ne faudrait donc pas accorder à ces divisions, à ces *formes* de la maladie, une valeur trop absolue, à moins de fermer les yeux sur les désordres répandus dans tous les appareils importants du corps, et de ne considérer comme valables et significatifs que ceux qui auraient une valeur symptomatique plus saillante, et qu'on aurait isolés par une convention tacite et acceptée.

Si ces *formes* ne sont que des émanations particulières d'une *unité* morbide, l'esprit doit tendre à les rassembler, à les condenser, pour juger la maladie dans son ensemble, pénétrer les conditions de sa genèse, approfondir sa nature, et baser le traitement sur les principes mis en lumière.

L'idée de considérer les différentes formes de la fièvre typhoïde comme des émanations variables d'un type unique est antérieure à notre temps.

Garsault disait à ce sujet que « toutes les différences des « fièvres continues ne doivent rouler que sur deux points « principaux : 1° sur le degré et la force de l'épaississe- « ment du sang arrêté dans quelques parties; 2° sur la « qualité et l'importance des parties dans les vaisseaux « desquelles il s'arrête. »

Certes, il y a loin de cette vague affirmation aux recherches qui ont été faites depuis, pour préciser ce point important de doctrine. Mais, comme les anciens classaient dans les fièvres continues les troubles que nous considérons comme les manifestations différentes de l'état typhoïde, on retrouve dans cet aperçu une tendance vers la réalisation de cette *unité* morbide. Mais il arrive souvent que de grandes idées restent longtemps perdues.

Lorsque la médecine vétérinaire prit une forme scientifique dans l'enseignement, les fièvres furent considérées comme des maladies distinctes les unes des autres, et ces distinctions étaient basées souvent sur des nuances vagues et fugitives dans l'expression des symptômes. L'obscurité et la confusion qui régnaient sur ce point rendaient son étude très-difficile.

Aujourd'hui ces maladies, après avoir été rapportées, en d'autres temps, à la gastro-entérite, ont été confondues sous le nom de fièvre typhoïde.

Déjà Delaguette, et peut-être d'autres avant lui, avaient employé le mot de *typhose* en parlant de ces affections.

Les premiers essais d'assimilation entre la fièvre typhoïde de l'homme et l'état typhoïde du cheval se trouvent dans les *Mémoires de la Société vétérinaire de l'Hérault*, et appartiennent à Miquel et à Moulin. M. Rayer, d'après des lésions trouvées à l'autopsie d'un âne, apportait à cette idée l'appui de sa grande autorité; et peut-être cette autorité a-t-elle eu la part principale pour faire admettre la fièvre typhoïde dans la nosologie des monodactyles. Certes, quand on s'arrête sur certains exemples de fièvre typhoïde, que la vogue du temps nous a donnés, on est bien obligé de reconnaître que ces maladies ont été connues des anciens, et que, de nos jours, quelques-uns de ces exemples mériteraient de recevoir un nom différent.

Il ne m'appartient pas de faire l'histoire de la théorie nouvelle; je me suis peut-être trop appesanti sur ce point. Mais ceux qui voudront méditer les travaux importants qui ont été publiés sur la fièvre typhoïde de l'homme, pour se faire une opinion exacte au sujet des caractères essentiels de cette maladie, verront qu'anatomiquement il n'y a point d'assimilation possible entre la fièvre typhoïde de l'homme et celle du cheval; que la comparaison ne pourrait être établie que sur quelques nuances, quelques analogies lointaines dans l'expression symptomatique, et que les différences sont encore plus manifestes et plus faciles à établir que les points de similitude.

Cependant une remarque doit être placée ici. Pour que les lésions anatomiques qui caractérisent la fièvre typhoïde des hommes soient appréciables, il faut que la maladie ait duré le temps nécessaire à leurs différentes manifestations. Or, ces manifestations ne peuvent guère se produire, avec leurs caractères différentiels, dans le courant d'un septenaire. Chez le cheval, la maladie, quelle que soit la variété de ses formes, a une marche peut-être trop rapide pour que certaines lésions puissent se produire dans leur entière manifestation.

Du reste, l'avenir nous dira s'il y a eu quelque avantage à choisir, comme point de comparaison, dans la médecine de l'homme, une maladie sur l'histoire de laquelle il règne encore beaucoup de vague et d'obscurité, qui n'est même pas suffisamment définie, et, comme dit M. Piorry, *dont on ne connaît pas l'unité.*

Aujourd'hui, comme dans les temps antérieurs, où les différentes manifestations de cette maladie portaient des noms différents, ceux qui l'ont le plus étudiée ont admis qu'elle était due à une altération du sang, ou qu'il y avait coïncidence avec cette altération. Les vétérinaires anciens avaient précisé leurs opinions à ce sujet : ils considéraient la réunion de ces symptômes comme les signes essentiels de la *putridité*. La coexistence des pétéchies était, pour nos prédécesseurs, un caractère qui indiquait une haute gravité. Depuis ce temps, des modernes ont élevé des doutes sur la valeur et sur la signification de ces signes.

L'admission de cette altération du sang ouvre les plus larges perspectives, mais elle soulève de grandes et de nombreuses difficultés. La chimie, malgré ses progrès, n'a fourni, pour la solution du problème, que des éléments tout à fait incomplets.

Il ne faudrait pas pousser trop loin, cependant, les rapprochements entre la putréfaction du sang et les états que les anciens désignaient sous le nom de *putrides*. Dans la putréfaction, le sang est bien plus noir, d'une fluidité extrême, les globules se dissolvent et cessent d'être apparents, la fibrine se présente sous forme de flocons microscopiques, et des produits absolument incompatibles avec la vie apparaissent dans le liquide.

Tandis que, dans les états typhoïdes, *le sang est toujours alcalin*, comme dans l'état normal, les globules possèdent ordinairement tous leurs caractères physiologiques, s'unissent et se superposent sous forme de colonnes à côté desquelles on voit des globules isolés, distincts, sans déformation, sans altération saisissable. Cependant, dans quelques circonstances, on rencontre quelques altérations des globules qui sont communes aux états typhoïdes et à une décomposition commençante, et ces altérations pourraient expliquer en partie l'opinion des anciens au sujet des états qu'ils appelaient *putrides*. Dans ces cas, à côté des leucocytes que le sang renferme, et qu'il est si aisé de distinguer à leur volume, à leur surface blanche, ridée, mûriforme, à leur couleur, etc., se trouvent des globules sanguins plus petits que dans l'état normal, paraissant être dans une période de transformation, et d'autres dont les bords sont irréguliers, étoilés, etc. Je dois ajouter que je n'ai rencontré ces altérations des globules que dans des cas assez rares de pneumonie typhoïde ; elles sont très-communes, au contraire, lorsqu'on examine le sang long-temps après l'avoir retiré de la veine, ou lorsqu'on a recueilli ce liquide sur le cadavre. Dans ces derniers cas, elles doivent être considérées évidemment comme les indices d'une décomposition commençante.

Cette *alcalinité* du sang, cette forme normale des globules, cette tendance qu'ils ont à s'unir, à se superposer, sont des caractères qui doivent être bien nécessaires dans leur concordance avec les lois de la vie ; car je les ai retrouvés sur le sang des animaux, quel que fût le degré de la maladie, et quelle que fût sa forme; je les ai retrouvés encore sur le sang d'animaux atteints de tumeurs charbonneuses, et sur celui d'un cheval qui allait succomber à la suite de brûlures générales, et à l'autopsie duquel je trouvai toutes les lésions que nous sommes habitués à considérer comme caractérisant l'affection typhoïde du cheval. Une fois, le sang possédait la réaction légèrement acide; une autre fois la réaction neutre. Mais il importe d'observer de suite que ce sang avait été recueilli sur le cadavre douze heures après la mort des sujets qui avaient succombé aux atteintes de la maladie typhoïde. Ce sont les seules exceptions que j'aie pu constater au milieu de recherches assez nombreuses.

On a admis, dans un travail fort remarquable, et qui a été distingué par la Société centrale vétérinaire, que le sang était acide dans la maladie que nous étudions. Déjà, dans la médecine de l'homme, on avait constaté l'acidité du sang dans le purpura, le rhumatisme aigu et la fièvre puerpérale, maladies qui n'ont pas grand'chose de commun entre elles, et encore moins avec l'affection typhoïde du cheval.

Mais si, pour connaître et approfondir l'action que cette acidité du sang a pu exercer sur l'organisme, on fait des recherches dans les œuvres originales des auteurs qui ont parlé de ces faits, on constate qu'ils ont été recueillis en

Allemagne, et que les écrivains français qui en ont parlé, y compris M. Delafond, ne les ont pas observés eux-mêmes, et qu'ils n'ont fait que produire les affirmations de Scherer; que ce sang acide a été pris sur le cadavre, et qu'une fois seulement la saignée avait fourni un sang neutre.

Cette acidité du sang serait due, d'après Scherer, à l'acide lactique libre. J'observerai, pour mémoire, que le mode de production de l'acide lactique dans le sang est, jusqu'à ce jour, très-vaguement établi; que cet acide y existe uni à des bases; que, jusqu'à ce jour, on n'a jamais constaté la présence d'un acide libre dans le sang, et qu'il y aurait quelque témérité à édifier sur cette acidité une théorie qu'il serait probablement difficile de défendre.

Tout en cherchant à circonscrire notre examen, il reste cependant encore quelques points à approfondir; et parmi ces points nous trouvons cette idée fort juste, que le sang est plus liquide et moins coagulable que dans l'état normal. Avec de pareilles modifications du sang, les organes ne doivent plus recevoir les excitations nécessaires, et c'est ainsi qu'on pourrait expliquer les hémorrhagies, les transsudations, les stases.

Il est certain que, sur les cadavres, on trouve dans les ventricules du cœur et dans les gros vaisseaux veineux le sang toujours noir, dissous ou concrété sous forme de caillots dépourvus de consistance et comme gélatineux, et, sur les organes, des colorations rouges, des pétéchies, des transsudations.

Mais si l'on veut pénétrer les causes de ces manifestations, rechercher les modifications occultes qui se produisent, il ne faut pas borner ses recherches à celles qui peuvent être faites sur le cadavre, il faut encore interroger la vie. Or, si l'on tire du sang des animaux atteints de ces maladies réputées typhoïdes, on observe que ce liquide a une teinte foncée, *poisseuse*, et que généralement sa coagulation est lente et difficile.

Ce fait a porté à admettre, sans démonstration bien certaine, qu'il y avait diminution de la fibrine. Il serait, sans doute, bien essentiel de connaître s'il y a diminution ou seulement modification de la fibrine. Mais nous connaissons trop peu les transformations des substances protéiques pendant la vie, l'origine de la fibrine dans le sang normal, l'action qu'exerce sur elle la présence des sels que renferme le sang, pour nous aventurer dans des explications avec des lumières aussi incertaines ; et il semble que dans cette voie, d'ailleurs peu explorée, le problème se complique et s'entoure de nouvelles obscurités.

Dans tous les cas, les analyses que j'ai pu comparer, et dont voici le résultat, ne constatent aucune diminution de la fibrine.

ANALYSE DE MM. ANDRAL, GAVARET ET DELAFOND.		ANALYSES DE M. CLÉMENT.					
Sang normal.		*Sang normal.*		*Sang recueilli sur des chevaux atteints de fièvre typhoïde.*			
Eau	808	Eau	775.685	Eau	806.512	Eau	781.025
Albumine.....	75	Albumine.	79.532	Albumine.	58.748	Albumine et sels..	83.849
Fibrine	4					Matière grasse...	0.634
Matières solubles du sérum.	8	Fibrine ...	10.509	Fibrine ...	10.681	Fibrine ..	9.420
Globules......	105	Globules ..	134.254	Globules ..	94.059	Globules .	125.072

Ces analyses sont loin d'offrir des résultats significatifs; par aucune induction rigoureuse, on ne peut en déduire qu'il y ait diminution de la fibrine ou des globules. En ce qui concerne l'albumine, on sait seulement que cette substance protéique existe dans le sang unie à une base qu'on suppose être la soude, et qu'il y a dans cette union la condition dominante de l'alcalinité du sang.

Ainsi, ceux qui ont observé ces maladies autrefois, et qui les ont connues sous d'autres noms, comme ceux qui les observent aujourd'hui, ont été frappés de cette multitude et souvent de cette confusion de symptômes, et les ont rapportés à l'état du sang. Pour les anciens, ce liquide recélait des principes putrides; pour quelques modernes, ce sont les éléments du sang qui pèchent par excès ou par défaut.

L'existence de ces *principes putrides* admise par les anciens, et qu'impliquait la dénomination même que portaient quelques-unes de ces affections; les analyses faites en Allemagne sur le sang d'hommes morts du typhus, et dans lequel on a trouvé le carbonate d'ammoniaque, m'ont conduit à rechercher si je ne trouverais pas les mêmes éléments étrangers dans le sang des chevaux atteints de l'affection typhoïde. C'est en vain que j'ai mélangé ce sang avec de la chaux ou que j'ai promené à sa surface un tube humecté d'acide hydrochlorique, mes tentatives sont toujours demeurées infructueuses et sans résultat affirmatif. Quant aux observations que j'ai faites avec l'hématomètre, elles ne m'ont pas fourni de grandes lumières. On constate seulement que le caillot blanc est deux fois plus abondant que le noir; que le sang se concrète peu, demeure diffluent; que le caillot blanc et le sérum se colorent bientôt en rouge par suite de la dissolution de l'hématine. Cette différence dans l'étendue respective des caillots n'est elle-même que la mesure de la lenteur avec laquelle le sang se coagule. Les globules rouges ont le temps de se précipiter, et les parties supérieures se décolorent. Le seul fait qui demeure établi est donc un fait acquis depuis longtemps à l'observation : le sang se coagule avec lenteur.

Nous devons poursuivre nos recherches, afin de connaître si ces altérations du sang, si souvent admises et si rarement démontrées, existent réellement, et en quoi elles consistent.

Dans ces derniers temps, beaucoup de vétérinaires ont admis que, dans les troubles morbides qui caractérisent l'affection typhoïde du cheval, la bile était *mêlée* au sang. C'était d'abord une supposition née de la coloration ictérique des tissus. La chimie a permis de vérifier l'exactitude de cette pensée, et la bile ou plutôt certains de ses éléments ont pu être constatés quelquefois dans le sang des malades. Cette constatation était autrefois une œuvre complexe et difficile. Gmelin est le premier qui ait fait connaître la méthode si simple d'arriver à ce résultat au moyen de l'acide nitrique. Cette méthode s'est vulgarisée, et, depuis un demi-siècle qu'elle appartient à la science, elle se trouve reproduite dans tous les auteurs qui ont parlé de ces matières.

Ce mode d'altération du sang ne s'observe pas exclusivement dans la classe des maladies dont nous nous occupons, et peut être regardé comme la conséquence d'un fait plus général; car, dans toutes les circonstances où une cause morbide altère la structure du foie ou gêne l'accomplissement de ses fonctions, les éléments de la bile renfermés dans le sang, comme la plupart des principes de toute sécrétion, ne sont plus éliminés et s'accumulent dans la masse du fluide sanguin. Dans la médecine de l'homme où ce sujet a été fort étudié, on a même constaté que la présence de la matière colorante de la bile dans le sang n'était pas un fait d'une concordance exclusive avec les affections ictériques, et qu'on rencontrait cette matière colorante dans des cas essentiellement distincts, comme par exemple dans certaines circonstances d'apoplexie cérébrale et de méningite.

Dans tous les cas, il ne faudrait pas confondre dans un rapprochement forcé les troubles respectifs que détermine la présence des matières biliaires et des matières putrides dans le sang. La bile retenue expérimentalement par la ligature du conduit excréteur, ou par le fait d'anomalies organiques, ou injectée dans les veines, ne porte aucun préjudice à la vie; il y a quelques accidents légers, l'ictère, l'amaigrissement; mais il n'y a pas d'effets saillants et surtout comparables à ce qui se produit après l'injection des matières putrides dans le sang ou dans les manifestations de l'état typhoïde. Ces troubles sont donc d'un ordre différent et demandent à être séparés. Certainement on pourrait dire que, comme démonstration négative, l'injection de la bile dans le sang n'a pas une valeur suffisante, que son action n'est que momentanée et que, comme elle n'a pas l'énergie de certains agents spécifiques, les sécrétions débarrassent l'organisme des éléments nuisibles surabondamment introduits; il y aurait peut-être ici une question de mesure, tandis que les troubles morbides qui caractérisent l'affection typhoïde sont dus à une action pathogénique probablement persistante laquelle, à cause de sa continuité même, finit par prévaloir sur les dépurations naturelles de l'organisme.

Quel que soit le résultat de ces remarques, il est certain que, dans les circonstances ordinaires, lorsqu'on traite par l'acide nitrique du sérum provenant d'un cheval atteint de l'affection typhoïde, il se produit un précipité abondant d'albumine, et que la liqueur se colore en vert, en bleu, en rouge, suivant la quantité d'acide employé; mais lorsqu'on a coagulé d'abord l'albumine par la chaleur ou par l'alcool, l'acide nitrique ne produit plus le même effet; il est probable que l'albumine, en se précipitant, entraîne la matière colorante de la bile. Mais s'il n'y a pas dans ce cas une exception suffisante, on rencontre cependant des circonstances, principalement dans la pneumonie typhoïde, où l'acide nitrique ne produit qu'un précipité jaune, sans modifications et sans changements ultérieurs de couleur.

Il semblerait résulter de ces faits, d'un côté, que la matière colorante de la bile se trouve dans le sang des sujets atteints de maladies qui n'ont aucun rapport avec les affections ictériques ou typhoïdes, et, de l'autre côté, que dans toutes les formes de cette dernière affection on ne rencontre pas toujours, dans le sang des sujets malades, cette matière colorante qui a joué un si grand rôle dans la genèse de cette maladie.

L'examen des longues recherches qui ont été faites pour démontrer l'existence de la matière bilieuse dans le sang établit que, dans ces nombreux travaux, on a toujours eu en vue la sécrétion et jamais l'organe sécréteur, ou, si l'on s'est occupé du foie, ce n'a été généralement que d'une manière accessoire, rapide, incomplète. Et cependant la présence variable et inconstante de la bile dans le sang des animaux atteints de l'affection typhoïde, la possibilité de la retrouver sur des sujets atteints de toute autre affection, indiquent suffisamment que ce n'est pas là que se trouve et qu'il faut chercher le fait dominant et caractéristique de la maladie; tandis que toujours, quelle que soit la forme de l'affection, sa gravité, sa période, et au milieu des désordres variables que laisse la mort, on trouve dans le foie des lésions constantes, invariables, profondes, caractéristiques, qui méritent d'être étudiées d'une manière approfondie.

Or, il me semble que c'est dans l'organe sécréteur de la bile que se trouve le nœud de la question; à côté de cette remarque viennent se grouper des considérations importantes qui concourent à répandre la lumière sur ce sujet.

Le foie est traversé, comme le poumon, par une grande quantité de sang veineux qui subit dans les deux organes une élaboration nécessaire. Le liquide qui se sécrète dans le foie n'a pas pour unique but de concourir à l'acte de la digestion; il suffirait, pour affirmer ce point de physiologie, de considérer le volume de cette glande dans la vie fœtale et l'activité qui lui est dévolue pendant cette période. Cette activité, il est impossible de la rattacher aux actes de la digestion; elle n'a certainement pas à intervenir pour ce but, et on ne peut rattacher qu'à l'hématose l'action dépuratoire que le foie exerce.

Le poumon ne peut pas être considéré, dans cette phase de la vie, comme un organe générateur du sang, et la sécrétion active du foie doit être vue comme un auxiliaire des organes respiratoires de la mère. Enfin, chez les plongeurs et dans certaines classes d'animaux où la respiration est fort rudimentaire, le foie est relativement très-volumineux.

Je ne me propose pas de poursuivre trop loin l'examen

des considérations anatomiques, qui m'apporteraient cependant leur appui et leur part d'utiles enseignements; seulement, à côté de ces faits, je dois préciser en quelques mots les points essentiels de physiologie qui se rattachent d'une manière intime et directe à la question que j'étudie. Les deux organes éliminent de l'organisme le carbone excédant, et ces deux éliminations ont pour origine commune du sang veineux; la bile est un produit fort complexe, renfermant du carbone en excès, et le foie paraît faire antagonisme ou plutôt servir de complément aux fonctions dépuratoires du poumon; plus l'action du poumon est facile et certaine, plus le sang est rouge et oxygéné, tandis que dans les asphyxies où la décarbonisation est interrompue, ce liquide reste noir, non coagulable, les fonctions se troublent, l'irritabilité nerveuse ne donne plus aucun signe de son existence, et la contractilité musculaire paraît éteinte. Ces remarques ne sont pas entièrement spéculatives; l'observation clinique les fortifie, et démontre que dans les circonstances où l'activité du poumon est gênée, où les fonctions que ce viscère remplit sont troublées dans leur accomplissement, une activité supplémentaire s'établit du côté du foie : c'est ce qu'on voit dans les cas d'asphyxie; c'est ce qu'on voit encore dans les brûlures extérieures et étendues qui anéantissent la perspiration cutanée; mais cette activité supplémentaires a des limites dans sa puissance, et son efficacité peut demeurer insuffisante. Nous pouvons même suivre, dans les expériences si nombreuses qui ont été faites sur la section ou la compression des pneumogastriques, toute une série de faits qui semblent nous révéler le côté obscur de la question et nous conduire vers la solution recherchée.

Ces expériences, qui, depuis Galien, ont été entreprises dans des vues souvent différentes, donnent quelques résultats essentiels et constants qui se dégagent presque d'eux-mêmes, ou qu'il est facile d'isoler au milieu d'autres résultats fort secondaires pour nous : la respiration devient très-laborieuse; le sang se fonce, acquiert une couleur noire, semble altéré dans son principe et dans sa constitution; la faiblesse devient très-grande; les animaux sont chancelants; la température baisse; le pouls devient faible, précipité; la conjonctive est livide ou jaunâtre, et parfois des signes d'ataxie, entièrement comparables au vertige, apparaissent avec le cortége des désordres nerveux qui appartiennent à certains troubles de l'encéphale.

Ces derniers résultats ont été observés surtout par Dupuy. Dans une de ses expériences (la sixième), il a vu paraître *les symptômes qui caractérisent l'indigestion vertigineuse, le vertige abdominal de Gilbert.*

Certainement il y aurait là matière à quelques objections, si on tenait un compte rigoureux de l'action dynamique que la dixième paire nerveuse exerce sur les fonctions de l'estomac et qui se trouve arrêtée violemment par l'opération. Mais pour isoler les enseignements ultimes qui peuvent être tirés de ces expériences sur la section des pneumogastriques, pour en pénétrer les derniers résultats, pour en apprécier la réelle et définitive signification, il faut interroger l'expérimentation pratiquée dans un autre ordre d'idées et par des procédés différents. Si l'on approfondit les conséquences qui se sont produites lorsque M. Bouley, poursuivant les expériences de M. Fourcault, entourait d'enduits imperméables le corps des animaux, on trouve une similitude absolue, quant aux résultats, entre les faits qui se produisent alors et ceux qui se manifestent après la section des pneumogastriques. Et la similitude va si loin que les résultats se confondent partout, dans les symptômes comme dans les lésions, puisque à côté des stases du poumon, des infiltrations de l'intestin, des ecchymoses du cœur, des ulcérations du foie, etc., on trouve *l'estomac et l'intestin pleins d'aliments desséchés.*

En envisageant superficiellement cette question au point de vue de la physiologie comparée, il semblerait que la respiration cutanée n'a d'utilité et de manifestation que chez les animaux situés aux derniers degrés de l'échelle zoologique et chez lesquels il n'existe ni poumons, ni branchies, ni trachées; il serait cependant superflu d'énumérer les expériences incontestées qui établissent combien est active et nécessaire la respiration cutanée chez les êtres supérieurs.

La science a pu pénétrer la cause des troubles profonds qui se produisent quand on entoure d'un enduit imperméable toute la surface cutanée d'un animal : les principes qui devaient être éliminés par cette vaste surface restent dans le sang et le vicient; la production de l'acide carbonique exhalé par le poumon est augmentée comme dans les courses rapides. Cette exhalation augmente jusqu'au moment où les organes essentiels, frappés par le contact d'un sang saturé de principes stupéfiants, perdent leur énergie fonctionnelle. Alors l'exhalation d'acide carbonique faiblit rapidement, la température baisse, et la vie s'éteint graduellement.

Dès le principe, le poumon a suppléé aux obstacles qu'éprouvait la respiration cutanée. Mais ce fonctionnement supplémentaire n'a pu avoir une longue durée, et le sang, profondément altéré, n'a pu donner aux organes l'incitation nécessaire à l'accomplissement des fonctions qu'ils ont à remplir.

Ces résultats se trouvent complétés, dans un ordre inverse, par les travaux de M. Provençal sur la section des pneumogastriques. Après avoir établi ce fait que, dans les différents degrés d'asphyxie, les animaux absorbent moins d'oxygène, exhalent moins d'acide carbonique, et que la température baisse graduellement à mesure que l'asphyxie se confirme, cet expérimentateur put établir, par des expériences chimiques fort rigoureuses, que les animaux auxquels on a coupé les pneumogastriques exhalaient moins d'acide carbonique, et que ces résultats étaient d'autant plus marqués que les animaux en expérience étaient plus près de succomber.

En rapprochant ces deux ordres d'expériences des troubles complexes qui caractérisent l'affection typhoïde, nous trouvons une assimilation très-prochaine qui nous permet de pénétrer la nature de la maladie, de remonter à son origine, de posséder plus complétement son histoire. En effet, à mesure que la régénération du sang devient difficile et incomplète, que les dépurations cutanées sont troublées dans leur accomplissement ou anéanties, ce liquide exerce sur le cœur, sur l'encéphale, sur les viscères essentiels à la vie une action stupéfiante. La variété de siéges et de manifestation s'expliquerait peut-être par la prédisposition.

Avec un sang ainsi altéré, on comprend aisément, suivant les organes plus particulièrement affectés, la différence des troubles fonctionnels, les refoulements des liquides, les stases, etc. Sous l'influence de cette adynamie qui domine l'organisme, et qui se traduit à l'extérieur par des signes si expressifs, le sang s'épanche dans certains viscères vasculaires, comme il transsude par la conjonctive, comme il *tombe* sur les sabots, sans que la force de cohésion de ce liquide, sans que la vitalité, sans que la contractilité déprimée ou éteinte des tissus puissent arrêter ces épanchements.

A la suite des modifications profondes qu'il a subies, le sang obéit moins à la vie qu'aux forces de la pesanteur, et les stases que l'on observe semblent dépendre moins d'un défaut d'impulsion que d'une diminution profonde de la tonicité organique. Les hémorrhagies extérieures ne sont donc là que des *transsudations passives*, qui indiquent toujours de très-grands dangers, et il serait aussi difficile qu'imprudent de voir en elles des efforts critiques, naturels et salutaires, comme il s'en produit dans d'autres cas, et qui jugent la maladie.

Dès lors, la pneumonie typhoïde se révèle dans sa nature, et se range dans la classe des stases adynamiques; les troubles nerveux s'expliquent par la stupeur qu'un sang altéré détermine sur l'encéphale; la cause essentielle de ces rougeurs répandues dans diverses organes nous apparaît dans sa simplicité : l'hématine est mêlée au plasma ou transsude avec le sérum. Quant aux troubles qui se produisent quelquefois du côté des organes digestifs et aux rougeurs, aux gangrènes qu'on y rencontre, ils doivent trouver la même explication ; d'un autre côté, les expériences de Gaspard et celles de Magendie nous montrent suffisamment combien la surface intestinale a de la tendance à éliminer de l'organisme les éléments putrides que renferme le sang, et les désordres que ces éléments produisent sur cette surface.

Cette assimilation que j'entrevois entre l'affection typhoïde du cheval et les troubles qui surgissent, lorsque les fonctions du poumon sont troublées par la section des pneumogastriques, ou que l'activité fonctionnelle de la peau est anéantie par l'application d'enduits imperméables, pourra paraître à plusieurs une vaine théorie. Des raisons peut-être puissantes se dresseront contre elle, et, parmi ces raisons, une des plus valables sera la marche différente, l'intensité des troubles immédiats fort inégale dans l'un et dans l'autre cas. Mais, dans l'un et dans l'autre cas, les causes ne peuvent pas être comparées au point de vue de l'énergie respective de leur action.

On peut dire encore que, si ces maladies sont le résultat d'une sorte d'asphyxie, il suffirait, pour les éviter ou pour les guérir, de modifier l'air que les animaux respirent. Outre que ces modifications ne sont pas toujours très-possibles, les effets auxquels les causes génératrices des maladies donnent lieu ne sont pas toujours immédiatement appréciables, et ils ne se révèlent le plus souvent que lorsque de graves désordres sont produits ; et je citerai, à ce sujet, ce qui se passe pour les animaux pris de chaleur. D'ailleurs personne n'oserait contester l'action salutaire que peut avoir, sur ces maladies, un air renouvelé et pur, de même que l'action bienfaisante de l'émigration.

Ceux qui voudront recourir aux travaux de Valsalva, de Vienssens, de Willis, de Bichat, de Dupuytren, de Dumas (de Montpellier), de Provençal, de Dupuy (1), et qui, après avoir médité les conséquences qu'il est naturel de tirer de tant d'expériences si concordantes et si expressives, rapprocheront tous ces faits de ceux obtenus par M. H. Bouley et M. Fourcault dans leurs expériences d'un ordre différent, arriveront à ce résultat certain : que les dépurations pulmonaire et cutanée sont des fonctions connexes et similaires, qu'elles se mêlent, se joignent, se lient dans un but commun. Et si, par un travail synthétique de la pensée, on rassemble, on condense ces vérités acquises, et si on les rapproche des symptômes et des lésions que l'on observe dans l'affection typhoïde du cheval, on trouvera les ressemblances les plus inattendues, mais frappantes et significatives : il y a un travail d'asphyxie rapide ou lent et obscur. Tout au moins, les modifications pathologiques qui se sont produites dans ces cas différents pourront être utilement comparées, et alors les idées que j'ai exposées paraîtront peut-être moins téméraires, et pourront être considérées comme un acheminement vers la vérité.

Causes. — Il semble, au premier aperçu, que des causes susceptibles de porter leur action sur un grand nombre d'animaux, de produire des troubles si profonds, d'occasionner des pertes si nombreuses, doivent être aisément saisissables par l'énergie même qu'elles possèdent et par la similitude de leurs effets.

Malheureusement, il en est des épizooties comme des épidémies, et, dans les affections les plus meurtrières, il n'est pas toujours possible de saisir et de préciser la cause et l'origine du mal. Il me suffira de rappeler ce qui s'est passé au sujet du choléra, où toutes les doctrines ont vu le jour et où leurs partisans ont prétendu posséder la vérité qu'il reste encore à conquérir.

A part les maladies que l'on produit par inoculation, et où les phases diverses du mal se déroulent comme les conséquences d'un fait presque matériel, on peut dire d'une manière générale, et qui trouve ici son application, que les motifs qui font admettre l'existence de causes pathogé-

---

(1) *Sur la section des pneumogastriques.*

niques se tirent d'un certain ordre d'inductions et de rapprochements.

Dans les maladies ordinaires, les causes sont généralement plus faciles à déterminer, parce que leur action est suivie d'effets plus immédiats et plus rapides. Mais de simples causes d'irritation ne produisent pas des effets semblables à ceux qu'on observe dans l'affection typhoïde ; ici l'horizon se recule.

On peut poser comme axiome que les modificateurs les plus puissants de la vie sont l'air et les aliments, et, comme corollaire, que les troubles les plus fréquents doivent avoir pour origine l'intervention de ces modificateurs.

Mais ces causes, réunies ou séparées, peuvent avoir en elles-mêmes un mode d'action variable et une puissance fort inégale. Cette différence d'action et de puissance ainsi que les circonstances générales et individuelles qui ont précédé cette action peuvent bien expliquer la différence et l'inégalité d'effets qu'on observe après l'action de causes pathogéniques qui paraissent semblables dans leur origine.

En méditant les documents épars dans les annales, qui sont relatifs à la maladie que nous étudions, en les rapprochant des observations attentives et nombreuses que j'ai pu faire, je rencontre toujours, comme ayant précédé l'affection typhoïde dans les cas sporadiques ou dans les circonstances d'épizootie, la longue série de causes qui troublent l'exercice des dépurations cutanée et pulmonaire coïncidant parfois, mais non pas toujours, avec une alimentation avariée et malsaine.

Ce sont surtout les animaux jeunes, qui viennent de quitter l'air pur des pâturages et les autres conditions d'une sage hygiène, qui ressentent plus promptement l'action de ces causes morbides, et qui en sont plus dangereusement affectés.

Quelque soin que l'on porte à l'étiologie d'une affection, il est difficile d'isoler une cause toujours semblable à elle-même, et de la trouver dégagée, dans son action, de quelques autres causes qui se trouvent fréquemment mêlées ou concomitantes avec elle. Cependant les troubles lents et continus qu'éprouvent les fonctions dépuratives et vivifiantes de la peau et du poumon, l'interversion, la suppression violente et subite de ces fonctions, la difficulté de leur accomplissement, sont les circonstances pathogéniques qui m'ont paru toujours les plus puissantes, les plus faciles à saisir et à déterminer. Ces causes exercent leur action par les conditions de l'atmosphère, son état hygrométrique, ses variations de température, par des chaleurs excessives et persistantes, par la nature des travaux auxquels les animaux sont soumis, par les conditions particulières de stabulation, et une foule de circonstances hygiéniques que les temps et les climats, l'assujettissement à certains travaux rendent inévitables, et dont on ne peut pas toujours atteindre l'influence pernicieuse pour la modifier ou l'anéantir.

On sait qu'une atmosphère sèche exerce une sorte d'attraction sur la vapeur aqueuse et sur les gaz que le corps excrète. Cette attraction diminue ou s'anéantit à mesure que la couche d'air qui enveloppe le corps se sature d'humidité. Ce fait se produit quand les animaux sont réunis dans une inaction prolongée, et entassés en trop grand nombre dans les habitations où l'air est en repos et ne se renouvelle pas; il se produit encore dans les contrées où règnent des brouillards épais, froids, fréquents; il se produit, enfin, dans ces troubles profonds et subits qu'éprouvent les fonctions cutanées sous l'influence des pluies glaciales, des pluies d'orage qui surprennent les animaux ou durent pendant une saison entière, et rendent si pénibles et si difficiles les travaux auxquels ces animaux sont assujettis. J'ai observé plusieurs fois, pendant que l'affection typhoïde occasionnait des pertes nombreuses, de nouvelles recrudescences survenant lorsque la température devenait pluvieuse et très-variable. Les chevaux soumis à des travaux fatigants et exposés à ressentir l'influence de ces variations étaient plus fréquemment et plus dangereusement attaqués que les autres. Dans plusieurs circonstances, quelques-uns de ces animaux ont été même subitement atteints après avoir éprouvé des arrêts de transpiration. A côté de ces observations, et pour les fortifier, je pourrais placer celles qui ont été faites par M. Lafosse au haras de Tarbes, et qui établissent l'action décisive que peut avoir, comme cause pathogénique de l'affection typhoïde, *l'encombrement coïncidant avec des alternatives considérables et brusques de température*. En portant l'esprit d'analyse dans les travaux que nous possédons sur ces matières, on trouve les plus puissantes autorités scientifiques réunies dans des vues concordantes.

Cependant on rencontre des observations qui n'ont aucun lien apparent avec celles que je viens d'exposer, et de ce nombre se trouvent celles qui ont été publiées par Damoiseau, et desquelles il résulte qu'une maladie qu'il observa au haras du Pin, et qui était fort semblable à celle dont nous nous occupons, pouvait être attribuée à des excès de coït. Cette opinion se trouve reproduite dans plusieurs ouvrages où elle conserve, dans son exposition, une forme tout à fait générale. En recourant à l'œuvre originale de Damoiseau, on trouve que ces étalons avaient servi 50 juments. Sans discuter l'action pathogénique que peut exercer sur l'organisme l'excès du coït, on pourrait dire cependant que ce nombre (50) n'a rien d'excessif, qu'il a dû y avoir d'autres causes qui n'ont pas été entrevues. Damoiseau me semble plus près de l'exacte observation lorsqu'il attribue aux variations atmosphériques du printemps, et aux pluies qui règnent à cette époque une enzootie fort semblable à la précédente, et qu'il observait, en 1809, sur des chevaux de poste et de rouliers.

De même qu'une atmosphère constamment humide ou dont la température et l'état hygrométrique éprouvent des variations profondes et subites, trouble l'exercice des fonctions cutanées et pulmonaires; de même, et dans un ordre en apparence inverse, avec une température trop élevée, l'air est raréfié au delà des limites nécessaires et ne présente pas suffisamment condensés, aux vésicules pulmonaires, les principes indispensables à la génération du sang. C'est par un mode d'action comparable aux températures très-élevées qu'agissent les causes rapides, soutenues ou répétées, les travaux excessifs, où la respiration devient trop active, où le cœur précipite les ondées de sang, où l'accomplissement libre et régulier de l'hématose devient impossible. Il est vrai que, dans ces cas, l'action des causes morbides est complexe, et qu'il s'y mêle un épuisement rapide de l'innervation, et les phénomènes essentiels qui accompagnent les contractions musculaires soutenues, ou qui succèdent à ces contractions.

Dans ces circonstances diverses, le sang se charge de carbone, et si la respiration pulmonaire et cutanée ne suffit pas à l'élimination du principe devenu surabondant, il en résulte la stupeur des centres nerveux et une dépression de toutes les forces vitales. Il faut donc qu'il y ait entre l'air et le sang une sorte d'affinité possible, et, dans l'accomplissement des fonctions, un ordre et des conditions qui rendent cette affinité réalisable.

Probablement la maladie que nous étudions est due à des causes réunies qui préparent son apparition par quelque travail occulte dans l'organisme.

Mais cependant, au milieu de ces causes à action dissemblable, parfois opposées dans leur mode d'action comme dans leur puissance, il y a des circonstances concordantes qu'il est possible d'isoler, et qui, par leur concordance même, donnent un enseignement précieux.

Peut-être est-ce à des causes semblables à celles sur lesquelles je viens de m'appesantir qu'il conviendrait d'attribuer ces affections bilieuses qui exercent des ravages si meurtriers dans certaines contrées chaudes et marécageuses.

Plusieurs de ceux qui ont étudié ces troubles morbides dans les pays où ils sont fréquents ont cru pouvoir les attribuer aux dilatations extrêmes que subit l'atmosphère pendant le jour, aux condensations dangereuses qu'elle éprouve pendant la nuit, et aux troubles ou à la suppression que subit l'excrétion de l'acide carbonique au milieu de ces fluctuations. Mais peut-être aussi serait-il plus exact de ne voir là qu'un des éléments de cette genèse morbide, et de placer, à côté de ces causes primordiales, l'action des miasmes.

A propos de l'affection typhoïde du cheval, on a aussi invoqué l'action des miasmes. Sous forme de théorie générale, cette cause ne saurait être niée.

Mais, dans les circonstances présentes, est-il bien certain que cette cause trouverait sa juste application? Ne serait-il pas plus exact d'invoquer les conditions locales ou générales qui produisent et perpétuent ces miasmes, et de voir dans ces conditions une action commune qui, d'un côté, troublerait les fonctions des êtres supérieurs, et, de l'autre, donnerait naissance à ces produits miasmatiques?

Il serait facile d'élever contre ces idées des objections nombreuses. On pourrait leur opposer des faits et des doctrines, celles de M. Davaine surtout.

On sait que cet expérimentateur, après avoir recueilli de la vapeur d'eau dans des lieux clos et habités, a vu se développer dans cette vapeur d'eau, conservée le temps nécessaire, des bactéries nombreuses. A la suite de cette observation, M. Davaine a pensé que ces bactéries pouvaient être la cause du typhus qu'on observe dans les camps et dans les prisons. Mais ces infusoires n'existent pas dès le principe dans cette vapeur d'eau; tout au plus y a-t-il les germes. D'ailleurs, en inoculant cette vapeur d'eau, ou en la faisant pénétrer dans le sang par l'injection, je n'ai jamais pu faire développer un seul symptôme typhique. Et j'ai été ainsi conduit à admettre que les affections typhoïdes du cheval n'étaient pas la conséquence des bactéries, mais que les unes et les autres se produisaient simultanément sous l'influence d'une action commune : l'encombrement.

Il y a longtemps que l'observation a établi l'influence que recèle un air vicié comme cause génésique des affections typhiques. C'est surtout dans la médecine de l'homme que les faits ont été plus exactement étudiés.

Ce fut probablement en recherchant ce que la fièvre typhoïde pouvait avoir de spécifique en elle-même que M. Tigri (de Sienne) trouva des bactéries dans le sang d'hommes morts de cette fièvre. Ces recherches ont été poursuivies dans la médecine vétérinaire, et MM. Signol et Mégnin ont annoncé qu'ils étaient arrivés au même résultat dans l'affection typhoïde du cheval.

Au moment où je faisais mes études microscopiques sur le sang, ces différentes observations n'avaient pas suscité la légitime attention qu'elles ont obtenue depuis. Sans élever des doutes sur des résultats qui semblent acquis, je dois dire que dans *la forme thoracique,* qui est celle que j'ai le plus étudiée dans ces derniers temps, je n'ai jamais trouvé d'infusoires dans le sang des sujets malades, quel que fût le degré de gravité de l'affection. La nature spécifique de la fièvre typhoïde de l'homme n'est pas suffisamment établie pour que cette idée puisse être appliquée sans examen à l'affecton typhoïde du cheval. Les expériences de MM. Coze et Feltz (de Strasbourg) établissent que les animaux succombent après l'injection de sang non putréfié et provenant d'hommes atteints de la fièvre typhoïde. En cherchant s'il était possible de faire naître l'affection typhoïde du cheval par l'injection du sang provenant de sujets atteints de cette affection, on ne produit que des troubles à peu près insaisissables desquels les forces de l'organisme suffisent pour triompher.

D'ailleurs on ne pourrait pas considérer la présence des bactéries dans le sang comme établissant la nature spécifique de l'affection typhoïde; car on a observé ces infusoires dans une foule de cas différents et qui ne peuvent avoir entre eux aucun lien d'analogie morbide, comme l'infection putride, la morve, la fièvre puerpérale, le catarrhe des muqueuses, la variole, etc. Les bactéries ne paraissent donc être ni la cause, ni le signe caractéristique de l'affection typhoïde du cheval.

Plusieurs vétérinaires, et parmi les plus autorisés peut-être, ont admis que l'usage de la luzerne, *medicago sativa*, était une cause fréquente de l'affection typhoïde. Les faits qui se produisent sous nos yeux forcent de reconnaître que cette alimentation ne peut être qu'une cause pathogénique fort secondaire. Il suffit de rappeler que dans l'armée, où l'affection typhoïde a été observée si souvent, et sous toutes ses manifestations, les chevaux n'ont reçu pendant longtemps que du foin de prairies naturelles. J'ai vu cette maladie dans une foule de circonstances, dans l'armée et ailleurs, sévir avec une redoutable intensité sur des agglomérations nombreuses, et, par une sorte de coïncidence qui pourrait être ici fort significative, l'usage de la luzerne n'entrait point dans l'alimentation; à une époque de grande sécheresse, des chevaux d'un corps de cavalerie furent soumis au régime du vert par la luzerne. On sait les conditions de ce régime et la manière surabondante dont les aliments sont distribués; malgré les fâcheux résultats qui avaient été annoncés comme devant se produire, tous les chevaux soumis à cette alimentation jouirent d'une santé florissante et qu'aucun accident ne vint troubler.

Lorsque la luzerne est altérée, elle rentre dans les conditions communes à toute alimentation malsaine. Dans ces sortes de cas, elle paraît posséder une action pathogénique certaine et donne lieu aux troubles qui caractérisent plus particulièrement la forme nerveuse ou ataxique.

Pour ce qui est des effets qu'exercerait sur les chevaux leur translation par les voies ferrées, il est assez difficile de saisir l'action de cette cause. Du reste, la maladie a existé dans des temps où ces moyens de transport étaient inconnus; elle existe sur les chevaux de l'armée d'Afrique, sur ceux qui font le service pénible des messageries, etc., etc.; cette cause ne doit pas être très-importante. Et cependant il faut reconnaître qu'il peut y avoir une action pathogénique dans l'entassement auquel sont soumis les animaux dans les wagons. Cette action, je suis obligé de la prendre là où je l'ai rencontrée. Les conducteurs de porcs placent dans un seul wagon quarante-cinq de ces animaux et quelquefois davantage. Pour arriver aux gares d'embarquement, il y a parfois de longues distances à parcourir. Les fatigues d'une longue marche et l'obésité obligent quelques-uns de ces animaux à se coucher dans le wagon. Les autres porcs n'ont pas toujours les égards nécessaires à de pareilles situations.

Dans ces circonstances, j'ai observé fort souvent cette maladie toujours identique qui a été décrite par Gellé, par Ginoux, par Hamon, sous les noms de *fièvre typhoïde*, de *gastro-entérite* avec altération du sang, de *gastro-entérite charbonneuse*; il y a sans doute dans ces conditions d'encombrement, dans l'air raréfié et saturé de miasmes que respirent les animaux placés dans un milieu si contraire au maintien de la santé, la réunion de plusieurs causes pathogéniques susceptibles de donner lieu à ces maladies connues sous le terme générique d'*altérations du sang*. Mais les chevaux sont dans des conditions essentiellement différentes, et il est assez difficile de comprendre le mode d'action et peut-être même la possibilité d'une pareille cause; il n'y a plus ici les conséquences qui dérivent de l'encombrement, conséquences que tant de praticiens ont observées. Tout le monde a vu qu'à mesure qu'il se produit des vides par la mortalité, les conditions de la stabulation venant à se modifier d'elles-mêmes, la maladie exerce de moindres ravages, et qu'elle reparaît avec une intensité nouvelle lorsque ces vides se remplissent par l'arrivée d'autres chevaux. On peut dire que l'encombrement est une cause de la maladie que nous étudions; mais ce n'est pas la seule, et surtout ce n'est pas la plus puissante. A une époque, Gatines observait à Metz une maladie que nous appellerions aujourd'hui la *fièvre typhoïde*. Pendant que l'épizootie était dans toute son intensité, un fort détachement de chevaux partit pour l'armée d'Allemagne. Aucun de ces derniers ne fut atteint de la maladie, tandis que la mortalité continua sur ceux qui étaient restés.

Plusieurs ont admis que l'affection typhoïde était contagieuse. Les faits qu'il m'a été possible d'observer établissent au contraire que cette maladie ne se propage pas par contagion. J'ai placé vainement des chevaux sains à côté des chevaux malades, sans qu'il m'ait été donné de recueillir un seul exemple de transmission. Lorsque l'affection règne d'une manière épizootique dans certains régiments, il y a une cause à laquelle un grand nombre d'animaux ont participé. La maladie continue au milieu des agglomérations, quoique l'on éloigne immédiatement les animaux atteints, pour les placer dans les infirmeries régimentaires. Par une coïncidence qui serait étrange, si ce mal était contagieux, je n'ai jamais vu les animaux atteints de blessures ou d'autres maladies, et que le hasard plaçait à côté de ceux qui étaient atteints de l'affection typhoïde, gagner cette dernière maladie, bien que j'aie cherché souvent, dans des vues expérimentales, à produire les circonstances les plus propices à la transmission.

Les causes de l'affection typhoïde peuvent être nombreuses; mais, en étudiant spécialement les travaux nombreux que nous possédons sur ces matières, on voit que partout où la pensée prend une forme claire et saisissable, chez les anciens comme chez nos contemporains, il est possible d'isoler ces troubles des dépurations cutanée et pulmonaire, quel que soit le facteur ou l'agent essentiel de ces troubles. Le plus souvent il s'y trouve mêlé d'autres causes pathogéniques, comme une alimentation malsaine ou des eaux impures.

Nous ne devons pas entrer dans la voie d'une revue rétrospective. Les écrivains sont parfois égarés par l'esprit de doctrine, et souvent l'on peut croire, avec trop de vérité, que l'observation a été subordonnée au système. On peut dire qu'en 1825 cet esprit de système avait pris un caractère d'autorité absorbante. Et cependant il est possible encore de saisir la vérité dans les écrits de cette époque. Les années qui ont précédé l'apparition de l'épizootie ont été d'une sécheresse excessive; dans toute l'Europe, des chaleurs étouffantes survinrent sans transition après des froids très-vifs; l'herbe fut étouffée dans son développement; partout les travaux furent très-pénibles, très-difficiles; partout on observa des variations extrêmes et subites de température.

Quoi qu'il en soit, il reste encore des ténèbres à dissiper, des vérités à acquérir, tant sur la nature de cette maladie que sur ses causes. La théorie nouvelle des *fermentations pathologiques* nous fournira peut-être un jour sa part de lumières pour éclairer cette difficile question.

Traitement. — Comme nous l'avons vu, l'état typhoïde est accusé par des manifestations différentes qui, par l'expression de leurs symptômes, sembleraient appartenir à des types distincts de maladie; mais nous avons reconnu que ces diverses manifestations ne sont que des nuances d'une même affection. Dès lors, on peut considérer le traitement dans ce qu'il a d'applicable à l'affection elle-même, quelle que soit la variété de ses formes, et étudier ensuite ce que la thérapeutique peut employer d'une manière spéciale dans les cas particuliers.

Lorsque la maladie est peu accusée, qu'aucune localisation ne prédomine, que les symptômes demeurent peu expressifs, que les forces ne sont pas trop déprimées, qu'il n'y a dans l'organisme que des troubles peu profonds, le cas est ordinairement peu grave et la thérapeutique n'a presque pas à intervenir. Le repos, l'aération des écuries, les barbotages à l'eau ferrée et nitrée, les lavements tempérants, les frictions légèrement excitantes sur les lombes, un régime choisi suffisent ordinairement pour assurer la guérison.

Mais les cas ne se présentent pas toujours avec une pareille bénignité. Leur forme et leur gravité relative réclament le concours de méthodes plus actives et déduites de la connaissance de la maladie, de ses caractères essentiels, de sa forme, de sa genèse.

Dans toutes les manifestations morbides, il faut d'abord chercher à connaître la cause, pour la détruire ou la modifier. Si la cause est insaisissable ou trop éloignée, on cherche à atténuer ses effets. Alors commence l'action de la thérapeutique.

Parmi les différentes méthodes de traitement, la saignée, considérée comme base ou comme adjuvant passager, réclame la première place dans l'examen des moyens curatifs qui ont été mis en œuvre ou dont on a nié l'opportunité et combattu l'usage. Du temps où régnait le dogme de la médecine humorale, on ouvrait la veine *pour extraire le mauvais sang*. Lorsque la doctrine physiologique eut posé de nouvelles interprétations, la saignée fut pratiquée pour *arrêter l'inflammation* des différents organes, principalement de l'estomac et de l'intestin. Beaucoup de sectateurs de l'anatomie pathologique ont suivi ces dernières doctrines, et dans les états que l'on désignait sous le nom de *typhoïdes*, la saignée a été pratiquée à des degrés différents par un certain nombre de médecins, et a survécu ainsi à des doctrines passagères.

Il est des états complexes qui semblent tenir une sorte de milieu entre l'état inflammatoire et l'état typhoïde, et dans lesquels un diagnostic sévère devient difficile. Quelquefois ces incertitudes durent pendant la plus grande partie du cours de la maladie; mais le plus souvent elles ne sont que temporaires, et l'apparence d'un état inflammatoire cesse bientôt pour laisser prédominer les signes de l'adynamie.

Dans d'autres circonstances, surtout chez les sujets jeunes et pléthoriques, au début, le pouls est dur et fréquent, mais il est fort rare que ce pouls soit tendu et large, comme dans la congestion active. Dans tous ces cas, il est important de se souvenir que cette apparence de forces n'est que momentanée, que bientôt la maladie va changer de face et qu'une adynamie souvent très-manifeste va paraître. Aussi l'indication de la saignée, lorsqu'elle se présente, est-elle ordinairement passagère et fugitive. Ce n'est guère que dans le principe qu'elle est parfois nécessaire et qu'elle peut être suivie d'effets avantageux, et encore il convient toujours de la pratiquer avec prudence et mesure. Pendant l'épizootie de 1825, époque où la doctrine physiologique comptait tant de sectateurs enthousiastes, l'expérience enseigna bientôt que la grande saignée était suivie de conséquences funestes. Dans un mémoire relatif à cette épizootie, et écrit par un vétérinaire, observateur éclairé et attentif, on trouve cette phrase significative : « Les fortes saignées augmentaient « la débilité, ainsi que les battements des flancs; le corps « se couvrait d'une sueur remarquable, et les malades « tombaient dans un état d'anxiété et d'angoisse qui les « mettait en péril. Ceux de ces animaux qui échappaient à « la maladie et au traitement des saignées spoliatrices, « faisaient en général une convalescence très-longue. » Avant cette époque, Damoiseau avait observé dans l'Orne, où il traitait une épizootie de nature semblable, « que les « chevaux qui avaient été saignés restaient malades quel- « que temps de plus que les autres. »

J'ai vu dans l'armée se produire des faits qui peuvent servir d'enseignement et qui ne sauraient recevoir qu'une seule interprétation. Après la saignée, et presque immédiatement, plusieurs chevaux sont tombés fourbus. La guérison de la fourbure typhoïde ayant été pour moi impossible jusqu'au jour où des idées sans doute plus fondées sur la nature de la maladie, et que j'exposerai plus bas, m'ont conduit à modifier profondément le traitement, tous ces chevaux ont eu des déformations dans les pieds et ont dû être réformés comme impropres au service. La saignée avait déprimé les forces de la vie. Les forces naturelles de la pesanteur avaient au contraire conservé toute leur puissance. Le sang était *tombé* sur les sabots, et la tonicité, la contractilité des tissus était tellement affaiblie que le sang ne pouvait plus remonter vers le cœur.

Malgré ces faits et d'autres semblables, il n'est pas possible de nier d'une manière absolue l'utilité de la saignée pratiquée dans des moments opportuns et avec la mesure nécessaire. Ces états mixtes dont je parlais sont certainement très-rares, mais ils s'observent néanmoins. En outre, on voit quelquefois l'état typhoïde débuter avec un pouls fébrile et fort, et cette force du pouls peut durer pendant les premiers temps de la maladie; il est infiniment rare que ces apparences inflammatoires se reproduisent pendant la marche de l'affection; mais si elles venaient à se présenter, il faudrait bien les combattre. Dans les cas où la saignée paraît utile, il s'agit essentiellement de la pratiquer avec mesure et opportunité. Quant à la mesure, il est utile de ne jamais demander à la grande saignée une guérison qu'elle ne saurait donner, parce qu'elle précipite l'apparition de l'adynamie et la formation des stases. Quant à l'opportunité, la saignée ne peut être réclamée que vers le début et lorsque l'état des forces l'indique. Dès que la maladie est connue, le traitement doit marcher d'après des idées rationnelles, et non d'après des apparences toujours incomplètes et trompeuses.

La règle pourrait donc être de prendre pour guide l'expression des symptômes, l'état des forces, les manifestations inattendues qui empruntent l'expression des états inflammatoires; mais comme ces manifestations sont très-rares et qu'elles sont suivies de près par l'adynamie; comme les forces sont fortement déprimées, qu'il y a toutes les apparences d'une extrême faiblesse, la saignée ne trouve que très-exceptionnellement son indication. Lorsqu'elle est employée, il faut en étudier chaque fois les conséquences. Dans les cas même où elle a paru utile, à en juger par l'état des symptômes qui se sont améliorés après la phlébotomie, il est très-rare, et peut-être impossible, dans les états réellement typhoïdes, de voir le pouls se relever ou même conserver son apparence de force. Dans ces états toujours difficiles à guérir, on ne peut jamais dire que les forces sont *opprimées*, comme disait Chabert à propos de certaines maladies où le pouls est concentré et que la saignée fait développer.

Employée à titre de préservatif, dans des cas d'enzootie, la saignée ne m'a donné aucun avantage, et la maladie n'a été modifiée ni dans le nombre de ses attaques, ni dans l'intensité de ses symptômes.

Révulsion. — Lorsqu'un organe essentiel à la vie est attaqué par un travail morbide qui trouble ses fonctions et altère sa texture, l'art emploie plusieurs moyens pour transporter sur un point moins essentiel et plus accessible un travail différent et plus fort, susceptible d'effacer le premier. Ces moyens ont été confondus dans un ensemble qu'on a appelé *méthode révulsive* ou *révulsion*.

L'origine de cette méthode appartient à une antiquité lointaine. On la trouve dans une foule de passages des travaux d'Hippocrate, et elle se trouve formulée d'une manière générale dans un de ses aphorismes.

Nous allons examiner ce que la révulsion, dans sa pratique, peut offrir d'utile pour le traitement de la maladie qui nous occupe.

Quelle qu'ait pu être la pensée des vétérinaires sur la nature de l'affection typhoïde et sur les différents moyens qu'il convenait de lui opposer, tous ont fait une large part à la révulsion dans le traitement. Il ne faudrait pas fonder cependant, comme je l'ai vu faire, sur l'efficacité de cette méthode des espérances excessives; car lorsque la maladie a sa localisation dans la poitrine ou dans l'abdomen, il arrive des cas où l'on obtient l'engorgement, effet des révulsifs, avec une facilité extrême et quelquefois même beaucoup trop marquée, et où, malgré ce travail extérieur si étendu, si turgescent, si bien établi, la maladie essentielle suit son cours, comme si elle n'avait reçu l'atteinte d'aucune entrave, et arrive à une terminaison funeste; il y a même des cas où un engorgement excessif semble avoir des effets semblables à ceux que produit la grande saignée, et ajoute aux conditions de faiblesse par la spoliation considérable et rapide qu'il exerce dans la masse du sang.

Des choses semblables ne se produisent guère dans les états franchement inflammatoires; l'inflammation extérieure ne saurait se manifester avec la plénitude de ses signes qu'à la condition d'avoir *effacé* le travail morbide fixé sur l'organe malade.

C'est que, en réalité, le fond de la maladie n'est pas ici l'inflammation; que le travail interne et le travail extérieur ne sont pas similaires, et que des stases passives ne peuvent être déplacées qu'en imprimant de nouvelles énergies aux forces vitales.

C'est ce que l'on observe manifestement lorsque l'action exercée demeurant impuissante pour arrêter le mal, on demande à des moyens plus énergiques des effets utiles qui ont été vainement attendus : l'action de ces moyens, s'ils sont efficaces, se révèle par l'apparition de la chaleur aux extrémités, un pouls plus relevé, un peu d'agitation générale, signes qui se rapprochent de l'excitation ou se confondent avec elle.

Quelle que soit du reste l'interprétation de ces faits, l'utilité des révulsifs, comme adjuvant essentiel, ne peut pas être discutable; seulement il ne faudrait pas croire qu'une révulsion puissamment établie et obtenue suffise à elle seule pour obtenir la guérison.

La révulsion est exercée au moyen de la moutarde, des vésicatoires, des sétons. On applique ordinairement la moutarde sous la poitrine, au moyen d'un bandage approprié. Pour obtenir une action plus prompte et plus marquée, on la renouvelle chaque six heures. Après deux ou trois applications, l'engorgement est ordinairement établi d'une manière suffisante. Des applications intempestives produiraient un engorgement trop considérable, auraient pour conséquence d'altérer la texture du derme et de laisser des traces ineffaçables.

Il est souvent utile, surtout lorsque les extrémités sont

froides, et pour y rappeler la vitalité, d'y appliquer des sinapismes légers.

Lorsque l'engorgement est obtenu, plusieurs praticiens appliquent immédiatement des pointes de feu pénétrantes pour donner écoulement à la sérosité. Dans une pareille situation, il m'a semblé préférable de respecter cet engorgement pendant quelques jours encore et de ne l'ouvrir avec le cautère actuel que lorsque la guérison semble assurée, afin d'éviter les agitations douloureuses auxquelles l'opération donne lieu. Outre ces motifs, l'expérience ne m'a pas encouragé, dans ces sortes de cas, à pratiquer des pointes de feu pénétrantes sur les engorgements volumineux dès qu'ils étaient obtenus. Ces engorgements se résorbent assez aisément par les seules ressources de la nature, et on évacue ces sérosités par les diurétiques.

Lorsque les malades sont dominés par la faiblesse, au point de demeurer couchés, la moutarde est appliquée sur la surface du corps demeurée libre; il semble même préférable, dans ces maladies, de promener l'irritation sur toutes les parties extérieures plutôt que de concentrer l'action des révulsifs sur un seul point; il est toujours facile de mesurer l'étendue des effets obtenus.

Dans le traitement des fièvres bilieuses adynamiques, qui se confondent avec les états que de nos jours on appelle *typhoïdes*, les anciens vétérinaires usaient des vésicatoires; ils avaient cru reconnaître à ces agents de révulsion une action utile; ils avaient même interprété l'efficacité de ces moyens et avaient cru trouver en eux un certain degré d'excitation qui concourait utilement à la guérison, qui est le but toujours poursuivi.

Cependant vers cette époque les médecins de l'homme avaient observé que les vésicatoires étaient nuisibles dans toutes les maladies, tant aiguës que chroniques, où il y a dissolution du sang (Séneaux, etc.).

Les recherches les plus récentes qui ont été faites sur l'état du sang dans les affections typhoïdes attestent que dans ce groupe de maladies ce liquide est peu coagulable et dans un état de dissolution.

Il ne semble pas cependant que les remarques faites par les anciens médecins au sujet de l'action des vésicatoires, dans les cas dont nous nous occupons, aient eu une part quelconque dans les déterminations des vétérinaires, qui paraissent avoir préféré la moutarde parce que son usage est plus facile et que ses effets peuvent être gradués plus aisément.

Les sétons sont peu employés dans ces maladies comme agents de révulsion. Ils déterminent souvent des engorgements excessifs, qui se gangrènent avec une étrange facilité. C'est surtout lorsqu'on les place sur la poitrine, dans le cas de pneumonie typhoïde, que cette gangrène se manifeste bientôt. Pour éviter ces inconvénients on a conseillé de placer les sétons très-courts et de les éloigner. Mais ne semble-t-il pas que dans de pareilles conditions leur utilité devient entièrement illusoire? Si l'engorgement, qui est le premier effet extérieur de la révulsion, est un but thérapeutique qui doive être poursuivi, un résultat qui doive être obtenu, on n'arrivera pas à le produire par de pareils moyens, parce qu'ils sont incomplets. Et quant à l'action spoliatrice que produit la suppuration, en supposant qu'elle soit utile, on n'a pas toujours le temps de l'attendre.

Des vétérinaires que leur science place au premier rang ont assuré que l'engorgement des sétons ne se gangrène que vers le déclin de la maladie. Avant d'être éclairé par l'expérience sur les conséquences fâcheuses que les sétons produisent quelquefois dans les états typhoïdes, j'ai fait usage de ces exutoires dans les périodes différentes du mal, et j'ai vu la gangrène survenir très-souvent dans les périodes du début, surtout dans la forme thoracique de la maladie. Dans plusieurs cas où j'avais triomphé de la maladie, avec le secours ou malgré les sétons, j'ai vu le farcin survenir plus tard, et les premières manifestations de cette maladie se produire aux endroits où les sétons avaient eu leur siége.

Toniques. — Les manifestations variables de l'état typhoïde ont toutes des caractères communs qui constituent, par leur prédominance et leur assemblage, cette *unité* qu'il est encore nécessaire d'étudier pour mieux la définir. Ces caractères communs sont un grand affaiblissement de la force musculaire et de toutes les synergies vitales, un sang noir et diffluent, une tonicité organique presque éteinte, des stases, des transsudations passives, etc.

Quel que soit le point de vue théorique où l'on se place pour envisager cet ensemble morbide, que ce sang peu coagulable et noir, que les altérations diverses qui ont été admises dans ce liquide soient le principe de la maladie, ou qu'il n'y ait qu'une simple concomitance, du moment que ces altérations sont admises, que cette faiblesse organique demeure reconnue, il en ressort des indications importantes qui demandent à être remplies. La thérapeutique doit donc chercher des modificateurs capables de changer les conditions anormales du sang, d'augmenter la tonicité des solides organiques, l'astriction des tissus, de s'opposer aux stases passives, de réveiller les forces déprimées de la vie.

En étudiant la nature de la maladie et ses causes, nous avons reconnu que le poumon et la surface cutanée éliminaient du corps une matière animale essentiellement putrescible, mêlée à l'acide carbonique et à d'autres principes gazeux. Avant les derniers travaux de M. Davaine, des médecins avaient pensé que cette matière animale putrescible pouvait être la cause du typhus qui se manifeste dans les lieux clos et habités par des hommes sains ou malades. Ces éliminations étant troublées, les principes qui auraient dû être bannis de l'organisme restent dans le sang. Qu'ils agissent alors comme ferments putrides non figurés, ou qu'ils donnent lieu à des bactéries, nous trouvons dans la classe des toniques des agents particuliers qui satisfont à l'une et à l'autre indication : ce sont les toniques astringents qui contiennent du tannin, de l'acide gallique, etc.... Les arts connaissent la propriété de ces principes et l'utilisent pour s'opposer à la putréfaction de certains principes organiques. Les observations que Gohier fit à l'Ecole de Lyon attestent que la thérapeutique peut tirer des avantages certains de ces mêmes propriétés. A un autre point de vue, il est acquis que le tannin réagit très-énergiquement sur les bactéries. Il résulte de ces faits que les médicaments qui contiennent du tannin, de l'acide gallique, etc., trouvent une indication justifiée dans les maladies dont nous nous occupons, où la décomposition putride semble commencer avant l'extinction de la vie, comme dans les altérations septiques. L'observation établira un jour si le tannin guérit le malade en détruisant les bactéries ou leurs germes, ou si, comme on l'a pensé jusqu'à ces derniers temps, il augmente seulement la force de coagulation du sang, la tonicité et l'astriction du tissu, ou encore si, par des combinaisons purement chimiques, il s'oppose à la putréfaction des solides et des liquides.

Le quinquina a été regardé de tout temps comme le médicament le plus utile pour combattre les affections adynamiques, putrides, septiques, etc. L'action qu'il exerce a été considérée comme *spécifique* et due plus particulièrement à la réunion de quelques alcaloïdes qu'il renferme. J'ai employé, sans résultats encourageants, le sulfate de quinine dans la maladie dont nous nous occupons ; je l'avais déjà vu employer sans avantages par Miquel. Le sulfate de quinine ne semble donc pas posséder d'action essentielle pour guérir l'affection typhoïde du cheval, et il semble plus naturel d'attribuer à d'autres principes l'action bienfaisante que le quinquina produit.

Pour ma part, j'ai retiré des avantages si inattendus et si remarquables de l'écorce de chêne, qu'il me semble démontré par l'observation clinique que le tannin, l'acide gallique, etc., possèdent l'action curative et essentielle que l'on a pu attribuer à d'autres principes immédiats.

Dans les cas peu pressants, les toniques s'emploient généralement sous forme solide et en opiat. Mais si les forces organiques sont trop affaiblies, il ne faudrait pas demander à l'estomac une énergie fonctionnelle qui serait toujours incomplète et tardive. Dans ces cas, il vaut mieux donner les toniques sous forme liquide. On voit alors les stases du poumon se résoudre, l'œil perdre ses pétéchies et devenir d'abord pâle, pour se rapprocher graduellement de la teinte rosée, le pouls reprendre de la force, les fonctions se régulariser, etc. (1). Parmi les toniques qui ont été usités pour guérir l'affection typhoïde, l'essence de térébenthine a eu quelques partisans. Ce liquide, qui a été très-employé par les anciens vétérinaires pour le traitement des maladies septiques, et qui est également fort recommandé par Delafond, est très-usité en Russie, où il porte le nom d'*escüpedard*, pour combattre le typhus du bœuf. Il donne lieu à une excitation passagère, augmente la diurèse, mais n'a pas d'action curative bien manifeste sur les états typhoïdes qui se présentent avec beaucoup de gravité.

Lorsque la convalescence s'établit, il y a l'indication de suspendre une action thérapeutique trop énergique, qui, par sa continuité, amènerait de nouveaux troubles dans l'organisme ; après avoir diminué progressivement la dose des toniques astringents, on en suspend l'usage. C'est le moment où j'administre les barbotages à l'eau ferrée. C'est un tonique d'un autre genre, dont l'indication n'est peut-être pas essentiellement démontrée, mais dont l'usage établit l'utilité.

Les toniques sont par conséquent les agents médicamenteux qui peuvent répondre à une situation suffisamment caractérisée par l'expression des symptômes et par les désordres cadavériques. Employés isolément, ils peu-

(1) C'est lorsqu'on est appelé à traiter la pneumonie typhoïde dans sa période de début, et surtout lorsqu'elle commence par des tremblements, que l'administration des remèdes sous forme liquide produit parfois une véritable délitescence. La teinture alcoolique de quina, 50 grammes, et oxymel scillitique, 20 grammes, administrés dans une infusion de camomille, ont produit souvent cet heureux résultat.

vent ramener le calme dans les fonctions troublées, tandis que les autres méthodes de traitement les plus vantées sont bien loin de produire des résultats aussi avantageux. Ce serait en vain qu'on demanderait à la saignée employée sous toutes ses formes, à la révulsion variée de toutes les manières, aux purgatifs, etc., la guérison des cas jugés graves et dangereux. Ce sont des adjuvants qui, employés avec sagesse, peuvent suivant les cas être utiles et concourir à la guérison ; mais employés seuls ils ne donnent que des insuccès et des mécomptes, tandis que les toniques, employés seuls et avec une puissance raisonnée, m'ont fourni des guérisons qui paraissaient très-difficiles. Il est certainement des circonstances, et ce sont les plus nombreuses, où des indications particulières demandent à être satisfaites; on y parvient en associant aux toniques, qui font la base du traitement, des moyens appropriés que l'on prend, suivant l'exigence des cas, dans les excitants, les amers, les antispasmodiques, les révulsifs, les purgatifs salins, etc.; l'interprétation de ces faits ne jetterait aucune lumière sur la question des maladies typhoïdes, et appartient entièrement à la thérapeutique générale.

Après avoir examiné d'une manière générale quelques points de thérapeutique qui peuvent s'appliquer à toutes les formes de la maladie, il nous reste à préciser la médication dans ce qu'elle peut avoir de spécial aux diverses manifestations.

Fourbure. — En voyant cette forme ou cette complication de la maladie typhoïde succéder si promptement à l'usage de la saignée, il était aisé de pressentir que ce mode de traitement, qui faisait paraître la fourbure comme conséquence immédiate de son usage, ne pouvait pas être adopté pour la guérir. En effet, la fourbure s'aggrava lorsque je me servis des déplétions sanguines un peu énergiques. Quant aux bains froids, qui ont une action si salutaire, leur usage devient difficile à cause des grandes souffrances qu'éprouvent les malades et qui les forcent à rester presque toujours couchés dans les premiers jours de la maladie. Comme les frictions irritantes et les autres moyens employés demeuraient impuissants à maîtriser le mal, je m'inspirai de cette pensée que la faiblesse de l'organisme était la cause essentielle de ces stases, et je fis une application rigoureuse du traitement interne des affections typhoïdes (quina gris perlé, 30 grammes; extrait de genièvre, 30 grammes; extrait de gentiane, 5 grammes), et comme modificateur local (prochain serait plus exact), je plaçai sur les avant-bras un séton qui en mesurait toute l'étendue. Régime fortifiant, barbotages nitrés.

Lorsque les circonstances me le permirent, je ne négligeai point les applications réfrigérantes et continues sur les sabots. Ces moyens réunis m'ont donné des résultats encourageants et que j'avais vainement demandés aux autres méthodes de traitement.

Lorsque l'affection typhoïde se présente sous l'apparence d'une maladie de poitrine, au lieu d'appeler une action souvent trop énergique sur un seul point extérieur, au moyen des révulsifs, il est préférable d'appliquer la moutarde sur toute la surface du thorax; de produire ainsi, par des applications répétées, une action considérable par son étendue, plutôt que par une intensité extrême quoique circonscrite.

Quant aux sétons, ils ont donné de nombreux mécomptes, et, sur ce point, il serait assez inutile de demander de nouvelles lumières à l'expérience qui a parlé depuis longtemps. Cette forme de la pneumonie étant de nature spéciale, la thérapeutique s'écarte des voies suivies pour la guérison de la pneumonie inflammatoire. L'émétique? Ceux qui l'ont essayé savent son histoire, et ceux qui l'ignorent feront bien de ne pas l'apprendre par expérience.

Le quina, associé à l'oxymel scillitique, à l'extrait de gentiane, à l'extrait de genièvre, fournit des résultats bien plus heureux que les autres traitements vantés jusqu'à ce jour, et que j'ai cru devoir essayer.

Dans ces derniers temps, l'écorce de chêne (250 et quelquefois 500 grammes) en décoction dans 3 litres d'eau mêlée à l'oxymel scillitique, à l'extrait de gentiane et à l'extrait de genièvre, m'a donné des guérisons inespérées. Comme les malades prennent volontiers la décoction d'écorce de chêne en barbotage, je m'en sers, employée de cette manière, dans toutes les formes de la maladie et avec de très-grands avantages.

C'est d'après cet ordre d'idées que je cherche à guérir l'entérite typhoïde. L'inflammation n'existe guère ici; c'est un état distinct. Un régime léger, les purgatifs salins, à très-petite dose, et pris comme *tempérants* plutôt que comme évacuants, ont été conseillés. Bientôt vient l'indication des toniques, qui doit être suivie plus longtemps. Dans les circonstances où une diarrhée épuisante se déclare, le camphre à la dose de 15 grammes, en émulsion dans un litre d'eau, et mêlé avec laudanum 20 grammes, produit une sédation bienfaisante et un calme rapide. Mais j'ai retiré des bienfaits plus marqués, dans ces sortes de cas, du diascordium donné à la dose de 30 et même de 60 grammes dans une infusion de camomille. Par l'usage du diascordium, la diarrhée s'arrête presque immédiatement. Mais ce moyen, qui s'adresse à une cause d'affaiblissement, qui est si puissant pour la combattre, ne peut point modifier l'altération du sang, qui semble former essentiellement et primitivement la maladie. Malgré cette apparence trompeuse d'irritation intestinale, l'indication du quina, du tannin, etc., devient manifeste. Cette indication doit être remplie avec sagesse, et en ayant toujours les yeux sur les circonstances qui pourraient la contre-indiquer.

Les lavements avec l'émulsion camphrée, les lotions sinapisées au plat des cuisses et à l'extrémité des membres, l'usage des bandelettes pour entretenir la chaleur, etc., sont des adjuvants précieux sur lesquels il est inutile d'insister.

Dans plusieurs formes de l'affection typhoïde, les malades sont souvent très-altérés ; la soif doit toujours être apaisée par des boissons abondantes et appropriées.

Le vertige est une manifestation toujours fort redoutable de l'affection typhoïde.

Qu'il soit accompagné de fureur ou que les malades soient dans le coma, la maladie est également dangereuse. Du reste, les deux formes se mêlent le plus souvent. La saignée employée dans ces circonstances produit quelquefois une sédation trompeuse et qui ne se maintient pas. Le plus ordinairement, elle ravive les signes de fureur ou les fait naître presque immédiatement. Elle a paru être utile dans quelques circonstances très-rares, et quelques praticiens ont parlé des bienfaits qu'ils en avaient recueillis.

A une époque, où je traitais une enzootie d'affection typhoïde, et où la maladie se présentait sous la forme de vertige, j'éprouvais de très-grandes difficultés pour obtenir de très-rares guérisons. Un des malades, qui présentait les premiers signes du délire furieux, fut saigné abondamment ; il tomba dans un état comateux peu profond, et l'on crut à une guérison certaine. La somnolence dura deux jours. Le troisième jour, la respiration devint difficile, sonore, retentissante, comme dans la laryngite suraiguë. Le malade mourut suffoqué et avec les signes d'une anxiété furieuse et délirante. A l'autopsie, je rencontrai un épanchement charbonneux qui entourait la gorge et se prolongeait, le long de la trachée, jusqu'aux ganglions bronchiques.

Ce n'est qu'exceptionnellement, et en la proportionnant aux circonstances qui paraissent réclamer son emploi, que la saignée peut produire quelques bienfaits dans le vertige typhoïde. Je ne rappellerai pas ces circonstances, je les ai indiquées dans les considérations générales sur le traitement.

L'émétique et les purgatifs drastiques ont été recommandés par quelques vétérinaires d'une grande autorité scientifique. Les observations que j'ai faites ne m'ont pas encouragé à poursuivre l'usage de ces médicaments. Ils ne paraissent avoir aucune action curative dans ces sortes de cas. J'ai vu souvent périr le malade pendant que se produisaient les effets d'une superpurgation, sans que les signes de stupeur eussent paru recevoir la moindre modification heureuse.

Les seuls cas où l'émétique ait paru produire quelques bienfaits, c'est lorsque je l'admistrais à la dose de 10 grammes, en solution dans un litre d'eau, et mêlé avec 60 grammes d'éther sulfurique. De cette manière, et vers la période de début, son usage a eu quelquefois des effets curatifs immédiats et que fortifiait une nouvelle administration du remède.

Mais j'ai retiré de plus grands avantages de la teinture alcoolique de quina mêlée avec de l'éther sulfurique āā 60 grammes dans 1 litre d'eau.

J'ajoutais à ces moyens l'usage des sétons à l'encolure. Mais dans les circonstances pressantes leur action est lente à s'établir. Les frictions d'essence de térébenthine, depuis le garrot jusqu'à la queue, produisent des effets plus prompts et plus puissants; comme dans les autres cas de vertige, de nature différente, les réfrigérants appliqués sur la tête, la liberté de tourner laissée aux malades, etc., sont des adjuvants d'une utilité certaine.

Ce travail serait sans doute plus complet si je faisais un examen comparatif des moyens thérapeutiques qui ont été conseillés; ce serait l'allonger sans qu'il en résultât quelque avantage. Il m'a semblé préférable d'exposer, sous forme de synthèse, ce que j'ai vu, ce que j'ai obtenu. Du reste, avant d'adopter les traitements que j'ai suivis, j'ai soumis au contrôle de l'expérience clinique les différentes méthodes qui ont été conseillées par ceux qui nous ont précédé et par nos contemporains, et c'est l'expérience qui m'a montré la voie que je devais suivre.

Les traitements les plus vantés ne réalisent pas toujours les espérances qu'ils ont fait naître. Soit que la différence des lieux, des saisons ou d'autres circonstances inconnues impriment des formes distinctes et des caractères particuliers à l'affection typhoïde, soit que certains résultats aient été annoncés avec trop de précipitation, je n'ai pas toujours recueilli les bienfaits attendus, et alors, reprenant la question à son origine, sondant les profondeurs du problème, j'ai pensé qu'il fallait combattre la maladie par les moyens que je viens d'exposer, et qui me paraissent être en rapport avec sa nature réelle et avec ses caractères essentiels.

46802 PARIS.— Typographie de Vve RENOU, MAULDE, et COCK, rue de Rivoli, 144.

www.ingramcontent.com/pod-product-compliance
Ingram Content Group UK Ltd.
Pitfield, Milton Keynes, MK11 3LW, UK
UKHW021311190726
13839UKWH00007B/1175

9 782329 479620